HUAXI YIYUAN PIYAO XIAOFENDUI
YIXUE KEPU DUBEN ④

华西医院辟谣小分队
医学科普读本 ④

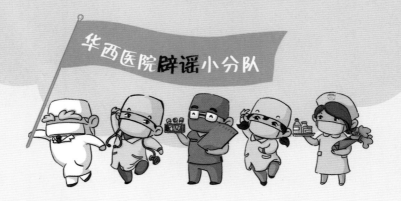

《华西医院辟谣小分队医学科普读本》编委会　编著

四川科学技术出版社
·成都·

图书在版编目（CIP）数据

华西医院辟谣小分队医学科普读本.④ /《华西医院辟谣小分队医学科普读本》编委会编著. -- 成都：四川科学技术出版社, 2019.12（2022.2重印）

ISBN 978-7-5364-9657-6

Ⅰ.①华… Ⅱ.①华… Ⅲ.①医学—普及读物 Ⅳ.①R-49

中国版本图书馆CIP数据核字(2019)第252428号

华西医院辟谣小分队医学科普读本④

《华西医院辟谣小分队医学科普读本》编委会　编著

出 品 人	程佳月
责任编辑	李 栎　杨璐璐
封面设计	经典记忆　象上设计
设计制作	淡笑不语　杨璐璐
责任校对	谌媛媛
责任出版	欧晓春
出版发行	四川科学技术出版社
地　　址	四川省成都市青羊区槐树街2号　邮政编码：610031
成品尺寸	156mm×236mm
印　　张	9　字　数　180千　插　页　1
印　　刷	成都市金雅迪彩色印刷有限公司
版　　次	2020年5月第1版
印　　次	2022年2月第2次印刷
定　　价	39.80元

ISBN 978-7-5364-9657-6

《华西医学大系》顾问

（按姓氏笔画为序）

马俊之　吕重九　张泛舟　张肇达　陈钟光　李　虹

步　宏　郑尚维　胡富合　唐孝达　殷大奎　曹泽毅

敬　静　魏于全

《华西医学大系》编委会

（排名不分先后）

主 任 委 员：张　伟　李为民　何志勇

副主任委员：李正赤　万学红　黄　勇　王华光　钱丹凝

委　　　员：程南生　曾　勇　龚启勇　程永忠　沈　彬

　　　　　　刘伦旭　黄　进　秦伏男　程佳月　程述森

秘　书　组：廖志林　姜　洁　徐才刚　郑　源　曾　锐

　　　　　　赵　欣　唐绍军　罗小燕　李　栎

《华西医学大系》总序

由四川大学华西临床医学院/华西医院（简称"华西"）与新华文轩出版传媒股份有限公司（简称"新华文轩"）共同策划、精心打造的《华西医学大系》陆续与读者见面了，这是双方强强联合，共同助力健康中国战略、推动文化大繁荣的重要举措。

百年华西，历经120多年的历史与沉淀，华西人在每一个历史时期均辛勤耕耘，全力奉献。改革开放以来，华西励精图治、奋进创新，坚守"关怀、服务"的理念，遵循"厚德精业、求实创新"的院训，为践行中国特色卫生与健康发展道路，全心全意为人民健康服务做出了积极努力和应有贡献，华西也由此成为了全国一流、世界知名的医（学）院。如何继续传承百年华西文化，如何最大化发挥华西优质医疗资源辐射作用？这是处在新时代站位的华西需要积极思考和探索的问题。

新华文轩，作为我国首家"A+H"出版传媒企业、中国出版发行业排头兵，一直都以传承弘扬中华文明、引领产业发展为使命，以坚持导向、服务人民为己任。进入新时代后，新华文轩提出了坚持精准出版、精细出版、精品出版的"三精"出版发展思路，全心全意为推动我国文化发展与繁荣做出了积极努力和应有贡献。如何充分发挥新华文轩的出版和渠道优势，不断满足人民日益增长的美好生活需要？这是新华文轩一直以来积极思考和探索的问题。

基于上述思考，四川大学华西临床医学院/华西医院与新华文轩出版传媒股份有限公司于2018年4月18日共同签署了战略合作协议，启动了《华西医学大系》出版项目并将其作为双方战略合作的重要方面和旗舰项目，共同向承担《华西医学大系》出版工作的四川科学技术出版社授予了"华西医学出版中心"铭牌。

人民健康是民族昌盛和国家富强的重要标志，没有全民健康，就没有全面小康，医疗卫生服务直接关系人民身体健康。医学出版是医药卫生事业发展的重要组成部分，不断总结医学经验，向学界、社会推广医学成果，普及医学知识，对我国医疗水平的整体提高、对国民健康素养的整体提升均具有重要的推动作用。华西与新华文轩作为国内有影响力的大型医学健康机构与大型文化传媒企业，深入贯彻落实健康中国战略、文化强国战略，积极开展跨界合作，联合打造《华西医学大系》，展示了双方共同助力健康中国战略的开阔视野、务实精神和坚定信心。

华西之所以能够成就中国医学界的"华西现象"，既在于党政同心、齐抓共管，又在于华西始终注重临床、教学、科研、管理这四个方面协调发展、齐头并进。教学是基础，科研是动力，医疗是中心，管理是保障，四者有机结合，使华西人才辈出，临床医疗水平不断提高，科研水平不断提升，管理方法不断创新，核心竞争力不断增强。

《华西医学大系》将全面系统深入展示华西医院在学术研究、临床

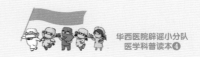
诊疗、人才建设、管理创新、科学普及、社会贡献等方面的发展成就；是华西医院长期积累的医学知识产权与保护的重大项目，是华西医院品牌建设、文化建设的重大项目，也是讲好"华西故事"、展示"华西人"风采、弘扬"华西精神"的重大项目。

《华西医学大系》主要包括以下子系列：

①《学术精品系列》：总结华西医（学）院取得的学术成果，学术影响力强；②《临床实用技术系列》：主要介绍临床各方面的适宜技术、新技术等，针对性、指导性强；③《医学科普系列》：聚焦百姓最关心的、最迫切需要的医学科普知识，以百姓喜闻乐见的方式呈现；④《医院管理创新系列》：展示华西医（学）院管理改革创新的系列成果，体现华西"厚德精业、求实创新"的院训，探索华西医院管理创新成果的产权保护，推广华西优秀的管理理念；⑤《精准医疗扶贫系列》：包括华西特色智力扶贫的相关内容，旨在提高贫困地区基层医院的临床诊疗水平；⑥《名医名家系列》：展示华西人的医学成就、贡献和风采，弘扬华西精神；⑦《百年华西系列》：聚焦百年华西历史，书写百年华西故事。

我们将以精益求精的精神和持之以恒的毅力精心打造《华西医学大系》，将华西的医学成果转化为出版成果，向西部、全国乃至海外传播，提升我国医疗资源均衡化水平，造福更多的患者，推动我国全民健康事业向更高的层次迈进。

《华西医学大系》编委会

2018年7月

前　言

华西医院辟谣小分队的朋友们：

大家好！

很高兴每周一在手机上见面的我们，又一次在纸上见面了。话说上次在纸上见面还是2018年底我们第一套《华西医院辟谣小分队医学科普读本》出版的时候，必须要感叹一下：时间如飞梭，真嘞梭地一哈就不见了……

相信2019年我们大家过得都不容易，而已经过了三分之一的2020年感觉更不容易，还好你们一直和皮西西在一起，相互陪伴，相互吐槽，相互倾诉，相互鼓劲，一路跌跌撞撞磕磕绊绊地也熬过来了。虽然人生不易，可我们彼此投入的都是真情。

公众号建号5年来，我们一直走在极富四川乡土气息的"牙尖不正经风"的"创作机耕道"上。

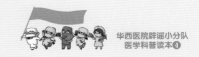
每一次有人留言说：作为一个医学"小白"，每次看你们的文章看得可happy（高兴）了，这是我唯一一个会认认真真看每一篇文章的公众号，我们晓得，这条道路走对了。

每一次有人留言说：本来只是想挂号才关注公众号，结果发现这个公众号竟然这么"不正经"，好喜欢这个"不正经"的华西医院时，我们晓得，这条道路走对了。

每一次有人留言说：因为这个公众号，居然想当四川人，特别想去四川看一看，把华西医院也当个景点逛一逛时，我们晓得，这条道路走对了。

每一次有人留言说：感谢华西的科普，人生如逆旅，我亦是行人。每个人都是第一次做人，做得好不好都互相担待一下，我们晓得，这条道路走对了。

每一次"粉丝"的关注，以每天2 500人的增长累积，目前已经成为拥有400万"粉丝"的全国"粉丝"数量最大的医院公众号时，我们晓得，这条道路走对了。

所以，我们再一次把最近这一年多两年的内容集结成册，每一个字、每一幅图、每一个标点符号都代表着我们对"粉丝"们的感谢和真实的情谊。

能力越大，责任越大，大"华西"不仅应该有大楼和大专家，更应该有大爱和大情怀。我们有义务用专业的知识影响大众、服务大众；我们有义务在关爱患者身体的病痛之余，去关爱患者的内心；我们更有义务传承华西医院从建院开始就秉承的理念——平民情感，一如128年前华西医院的创始人启尔德先生编著四川方言版英语口语教材所传达的精神一样——"华西"，永远是老百姓的"华西"，既高大上，又接地气。

所以，我们会一如既往用拿手术刀儿的精准做科普，用发表SCI论文的智商编段子，用写处方的龙飞凤舞整表情包，用老百姓看得懂、听得懂的语言和你们摆点医学的龙门阵，澄清医学谣言。

我们不能选择明天到来的是什么，但我们可以选择今天手中阅读的是什么。

来，比心！

皮西西

2020年4月于国学巷37号

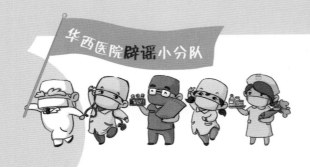

华西医院辟谣小分队

目录

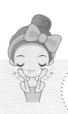

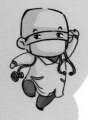

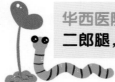
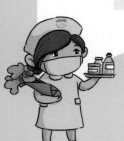

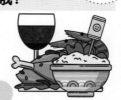

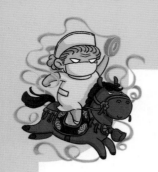

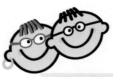

娃娃近视了不戴眼镜？
华西医院专家说：你是在拿娃娃的
健康赌明天！

120

娃娃腿纹不对称就是髋关节发育
有问题？不，80% 都是正常的！

124

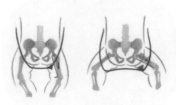

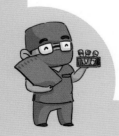

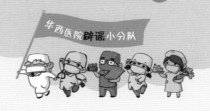

华西医院辟谣小分队
医学科普读本 ④

华西医院辟谣小分队

这下**偷懒**有理由了，

华西医院专家说：
睡午觉真的是"**刚需**"！

作者／四川大学华西医院　心理卫生中心　张骏

四川大学华西临床医学院　陆天怡　彭静　杨子馨

你和你周围的人，睡不睡午觉？

要睡派

"眯10分钟都好，毕竟中午不睡，下午崩溃！"

"忙了一上午，再咋个中午都要睡会儿，休息下脑壳噻！"

"即使睡不着，安安静静地躺倒耍会儿手机也很舒服！"

不睡派

"睡短了脑壳昏，睡久了脑壳也昏，起码半个小时才缓得过来！"

"尤其趴倒办公桌上拐起（yuēqǐ，蜷曲）睡那种，还要流口水，好娄（邋遢）哦……"

"据说，不咋睡午觉的人智商都要高些！"

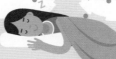

其实相信更多的人只想说：这哪里是我可以选择的嘛？！只要上眼皮的引力加重，只要在儢儢（pēnpēn，椅子靠背）上多靠了一会儿，只要多打了几个喝嗨（hōhài，哈欠），老板／领导／上司看你的眼神都不对了：**我看你就是想偷懒了**……

我们来跟大家科普一下，**午睡真的值得拥有！**

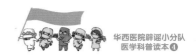

一、睡午觉，真的是"刚需"！

不要以为只有晚上睡觉才是刚需，睡午觉一样是人的本能需求！

早在1986年，有项"人类睡眠与觉醒的节律实验"就证实了，人完全清醒的状态只能持续差不多4小时，超过4小时人就会犯困一次。在一天当中，人最容易犯困的有两个时段——凌晨1∶00～4∶00和下午1∶00～4∶00。

中午不睡，下午崩溃。
快下班了，领导还喊开会。

在这两个时段中，受生物钟的控制，人体处于生理清醒状态的低潮，需要通过睡眠来再次保证自己恢复体力和精神。两者的区别是午觉睡的时间短，晚上睡的时间长。

至于为啥子有些人不睡午觉，下午也不困；为啥子有些人睡了午觉，下午还是昏浊浊（hūncócó，不清醒）的。先说清楚，每一个人对睡眠的需求都有差异，这里主要是针对绝大多数人的情况来说的。

二、睡午觉，真的有好处

我们要站在科学的角度给大家说，睡午觉真的是有很多好处的。

好处1：消除困乏，让记忆力更好

中午哪怕只睡10分钟，消除困乏的效果都比晚上多睡两个小时要好得多。

美国哈佛大学心理学家Mednick等于2003年在《Nature Neuroscience（自然神经科学）》发表了研究结论：白天小睡与夜间睡眠一样可以增强睡眠依赖的记忆力。

所以，睡午觉还可以帮助你增强记忆力，因为通过午睡不仅可以将碎片化的记忆形成具有网络结构的记忆，还能在睡眠过程中将信息从短期记忆转化成长期记忆。

哎呀，这个好处简直太诱惑人了，毕竟现在随时找门钥匙、车钥匙、抽屉钥匙的事发生得越来越频繁了（还没有说找手机、找笔记本、找身份证、找娃儿……）。

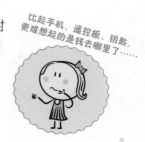

比起手机、遥控板、钥匙更难想起的是钱去哪里了……

好处2：调节情绪，缓解压力

当然，普通人不需要研究证据就会有感觉：午后眯一会儿可以改善心情，降低人体紧张度，尤其缓解压力的效果就像晚上睡了8个小时的整觉！心情也可能会舒畅很多哟！

好处3：提高免疫力

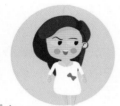

医生，那我就使劲地积极自我暗示总要得了嘛！

午睡提高免疫力的说法，目前还很难用证据去证明，但免疫力处于低下时期的患者，比如感冒、肺炎、腹泻、肿瘤（化疗或放疗）等疾病的患者很容易疲惫，这时免疫力处于战斗中整体较低的水平。如果剥夺他们白天小睡的机会，会拖快速康复的后腿。因此，对于这类免疫力下降的人群，需要白天小睡来提高一下自己的免疫力。

而普通的健康人，在辛苦了一上午之后的短暂午睡中，想象自己提升了免疫力，这种积极的自我暗示，能够帮助我们抵御疾病，补充精力。

好处4：降低心血管系统疾病发病率

在一个涉及欧洲两万多人的研究中发现，睡午觉跟冠心病患者死亡率的降低有很大的相关性，尤其是在有工作的人特别是男性中很明显。

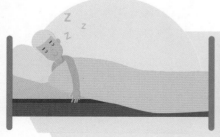

西班牙的一个医学研究结果更进一步证明了这个观点：每天午睡30分钟，人体内激素分泌更平衡，心血管系统疾病发病率也可以减少30%。除此之外，睡午觉还有降低血压的功效。

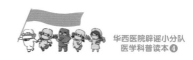
 问： 医生，我有高血压，天天都睡了午觉，是不是该少吃一顿降压药哦？

答：我们说可以降血压，但能不能达到持续、稳定降血压的效果，这就说不清楚了！

在这些研究中发现，跟没有午睡习惯的患者相比，习惯午睡的患者其平均24小时动态收缩压要低5%（6 mmHg；1 mmHg≈0.133kPa）左右。而醒着的时候和晚上的时候，午睡患者的平均收缩压都还要低4%~6%。

收缩压降低有啥子用呢？收缩压降低2 mmHg可减少10%的心血管疾病发生风险，你算下子，少6 mmHg风险就要低30%哦！

> 总的来说，中午眯一会儿：
> 消除困乏，记性更好→效率更高！
> 调节情绪，缓解压力→抗压能力更强！
> 减少心血管病，提高免疫力→更少请病假！
>
> **重点**

怎么样？午睡是不是该作为单位/公司的制度贴到墙上？

三、这样睡午觉，真的有坏处

 问： 医生，你说了午睡那么多好处，但为啥子我睡了一下午，醒了觉得脑壳昏，心情也不好喃？

 答：嗯，确实也有很多人有这样的情况，但出现这个状况，是你睡午觉的时间不对头！！ 下面，我们就来好生摆（好好讲）一下，这种睡了让人脑壳昏、心情不好的午觉到底睡错在哪里！

错误1：午觉睡得太久

为啥会出现上面那些睡午觉后的不舒服症状？多半是因为你午觉睡得太久了！

那多长时间算睡久了呢？一般来说，睡3~4小时肯定算久，睡30~60分钟也算久，反而睡1~1.5小时就不算久。

这个时间有点奇怪是不是？睡短了也久，睡长了也久，其实，这里所谓的"久"除了时长以外，还主要看符不符合睡眠的周期，接下来就先把"睡眠周期"的概念给大家讲一讲。

人的睡眠可以简单地分为"浅睡眠"和"深睡眠"两个阶段，是周期性循环交替的，一般一整个周期需要1~1.5小时。

一般人在入睡**超过30分钟后，就由浅睡眠阶段进入深睡眠阶段**，在这时估倒（强迫）醒了就会觉得周身不舒服甚至更困。因为这时大脑皮质受到的抑制还未解除，关闭的毛细血管还未开放，大脑出现了暂时的相对的供血不足。

在30~60分钟这个时间段会进入深度睡眠，在这个阶段被打断叫醒，之后半小时还会有轻微的头痛、全身无力的表现。因为慢波睡眠没能完成正常的睡眠周期，可能导致一种称为**"睡眠惯性"**的现象，在这段时间醒来人会觉得昏昏沉沉，迷失方向，也会造成浑身无力、越睡越累的状态。

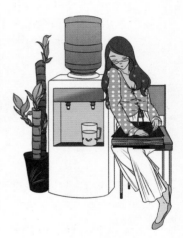

反而睡1~1.5小时醒的人，完成了一个浅睡眠和深睡眠交替的完整的睡眠周期，就不会出现脑壳昏、乏力的现象。

此外，还有人把白天的睡眠时间跟心血管系统疾病，以及糖尿病、代谢综合征做了研究，发现白天睡得越多，这些疾病的发病风险就会越高！

所以，对成年人来说，午睡与健康的关系可以理解为"J型关系"：**白天小睡怡情又养生，久睡可能预示已经生病或容易生病哦！**

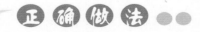

正确做法

> 睡午觉最好控制在 20 分钟左右，在深度睡眠发生之前就醒来，这样可以快速恢复身体能量，提高警觉度，快速、高效地投入工作，也被称作"快速充电式"午睡。

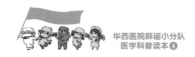

错误2：午觉睡得晚

在周末常常有这种现象，有些人中午要得欢，到了下午4点过就来不起了（非常困），连忙跑到床上去躺起，等一觉醒来已经晚上了。

而这样的后果就是：打乱了自己的生物钟。午觉睡得晚起来得也晚，晚上自然就睡得更晚。平时晚上11点过就来不起了，这下可好，一直要要到凌晨两三点才睡得着！造成的连带效应就是：第二天的精神不好。

正确做法

午睡最好的时间是在早上睡醒之后的 6 ~ 8 小时，以及晚上睡觉前的 8 小时之前，这样既能缓解上午工作、学习的疲劳，短暂午睡，又不影响晚上的睡眠。

错误3：吃了饭就睡午觉

有些人想多睡会儿，经常吃了中午饭就马上去睡觉，这是非常不科学、不健康的行为。

 问： 医生，吃了饭就是容易打瞌睡你晓得嘛，不睡咋个解决这个问题嘛！

 答： 吃了东西确实容易困，因为吃了东西后肠胃蠕动会加快，血流涌向胃肠道，集中到消化系统，致使流向大脑与四肢的血液相对减少，大脑和肢体得不到足够的氧气与养分供应，乳酸等代谢产物无法及时排出，容易产生困意。

这样引起的问题是：

① 对消化系统来说，容易导致消化不良，诱发胃炎甚至引起食物反流，引发反流性食管炎。

② 对脑部供血来说，可能因为脑部供血不足，造成睡醒后头昏脑涨，四肢乏力，周身酸软。

③ 对头部血管来说，吃了饭马上睡，皮下毛细血管扩张，血流量增加，血液涌向消化器官与大脑争血，就可能有诱发脑栓塞的危险。

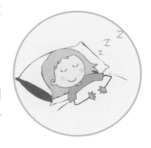

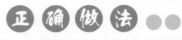
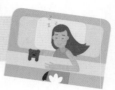

正确做法

午饭后 20~30 分钟睡午觉比较合适。

四、这些睡午觉的姿势，你可能也踩了雷

这些趴在桌子上睡午觉、打瞌睡的姿势你们有没有用过？除了手麻、流口水、有得颈椎病风险之外，你们晓不晓得，长期这样睡午觉，还可能对大脑的反应速度、视力、胃、牙齿有伤害哦！

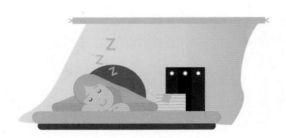

● 风险1：压迫神经影响大脑反应速度

神经科、骨科或康复科医生特别强调头颈姿势对颈椎、局部肌肉及脑供血的影响。趴在桌子上睡的朋友们，睡觉时多处关节肌肉紧张、神经受到压迫，长期压迫手臂和脸部，会影响正常血液循环和神经传导，使两臂、脸部发麻甚至感到酸痛。

如果不加注意，时间长了会演变成局部性神经麻痹或使脸部变形，甚至会引起自主神经功能紊乱，影响大脑反应速度。

● 风险2：视力受损

趴倒睡过午觉的人很多都有体会，起来看东西还有点模糊，眼圈出现红晕，甚至眼球充血。

趴倒睡午觉眼球容易受到压迫，长时间这样会造成眼压过高，出现

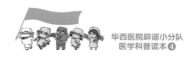
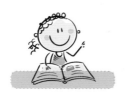

暂时性的视力模糊，使视力受到损害，久而久之会使眼球胀大、眼轴增长，形成高度近视，同时也容易增加青光眼的发病率。尤其对已经出现轻微近视的患者、近视患者或戴隐形眼镜的学生危害更大。

反正，我们眼科医生是不准青光眼患者趴在桌子上睡觉的！至于其他人，也不建议这样做！

● 风险3：诱发胃炎

从生理的角度来看，趴倒睡午觉可能会与胃炎有关系。

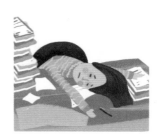

因为人在午饭后至少需要1个小时才能把胃部的食物排空，吃完午饭就趴在桌子上睡觉，胃部被压迫，增加蠕动的负担，容易造成胃部胀气，降低胃部消化食物的能力，影响吸收。

● 风险4：诱发牙周病

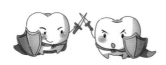

侧起趴倒睡，加在牙齿上的侧向力不仅会破坏牙齿质地和影响牙齿的运动，还会诱发牙周病，甚至造成牙齿脱落。

1999年《日本颌咬合学会杂志》刊登了东京医科大学牙科学院综合诊断系的Nakamichi Satoshi的一篇文章，其中提到：在关于睡眠姿势和失去牙齿数量的调查中发现，趴倒午睡的人的牙齿脱落率显著高于躺倒午睡的人。

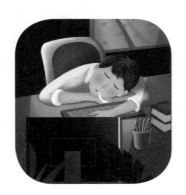

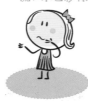

即使没有这些吓人的病，流口水也影响形象嘛！

解锁睡午觉的姿势

◎**最好的姿势：*躺倒睡*。**

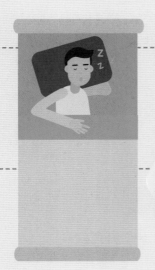

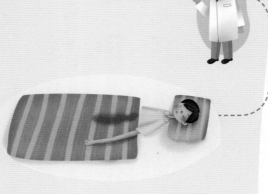

◎**将就的姿势：*靠倒椅背睡*。**

脖子后面戴个U形枕，腿可以放在椅子上，有利于全身的血液循环。

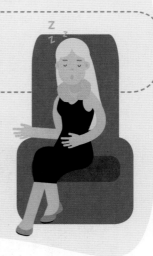

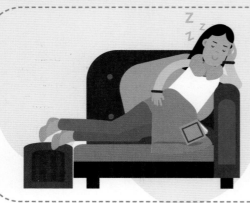

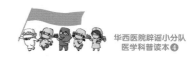

◎**实在没有办法的姿势：*趴倒睡*。**

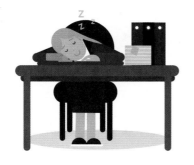

如果要趴在桌子上睡午觉（青光眼患者禁此姿势），最好拿个软而有一定高度的东西垫在手臂下，脸侧着趴倒睡，不要影响呼吸、压迫眼睛，全身要放松，按照舒适的姿势把手放好，这样能够避免压迫视神经，还能防止胃部遭到挤压。

五、这些人不适合睡午觉

虽然科学的睡午觉有那么多的好处，但真还有些人不适合睡午觉或者不适合经常长时间睡午觉：

● **一直没有午睡习惯，到下午还精神抖擞的人。**这些人就不要估倒午睡了。

● **晚上容易失眠的人。**这些人白天最好在工作时间岗够（干够）不要睡。

● **患糖尿病、代谢性疾病或心血管系统疾病的人。**这些人注意白天不要睡得太久，超过45分钟就可能意味着血糖或血压增高。

◆**小提示**

午觉睡醒后，不要猛地一下站起来。应该先慢慢坐起来活动活动四肢，过几分钟再进入工作状态。

科学的午睡可以获取充沛的能量和精力，降低紧张度，缓解压力。

脸越洗越敏感？
毛孔越洗越大？
华西医院专家说：
那是因为你的脸
洗多了！

作者／四川大学华西医院　皮肤科　李　利

现在生活水平提高了，无论男女老少，爱保养这张脸的人也越来越多了。先不说各种化妆品，单是洗脸的各种洗面奶、洁面乳、仪器，都可以摆满一个洗脸台。

但是，有没有觉得，这些东西用得越多心头越不踏实，每天洗完脸照镜子，一抹多（很多）问题就在脑海"悬浮"：

"咋个好像毛孔大了喃，未必然是洗面奶用错了？"

"红血丝好明显哦，不晓得是不是去角质的护肤品用多了？"

"最近脸好像黑了，不晓得加点醋、牛奶洗脸得不得美白？"

"天天都在化妆，据说化妆品残留在脸上有毒，到底咋个才能把脸洗得干净哦？"

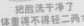
把脸洗干净了
体重得不得轻二两？

"哎……华西医院专家，那么多洗脸问题，你们赶快出来解答一下哟！"

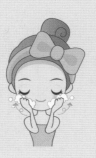

来了来了，我就来给大家讲一讲，科学的洗脸方式以及最容易出现的洗脸误区。

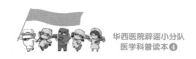
一、先搞清楚，洗脸究竟洗掉的是啥子

我们天天都在洗脸，主要洗掉的是这四类污垢：

1. 生理性污垢

由人体产生、分泌或排泄的代谢产物。主要包括老化脱落的细胞、皮脂、汗液、黏膜和腔道的排泄物等。

2. 病理性污垢

皮肤病患者的鳞屑、脓液、痂等。

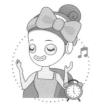

3. 外源性污垢

微生物、环境污物、外用药物的残留。

4. 涂抹的各种化妆品

这些污垢多了会影响毛孔的通畅，妨碍皮肤和黏膜正常生理功能的发挥，所以每天都需要清洗，但是，我们并不是说这些污垢就都是坏的，有些污垢的存在是会保护皮肤的哈！比如，过多的皮脂虽然会阻塞毛孔，但皮脂与汗液一起形成的皮脂膜是皮肤屏障的重要组成部分，会保护皮肤的哟！

二、洗脸的第一大误区：清洁过度

现在每个人都把脸盘子看得比啥子都重要，对大多数人来说，每天只用清水洗脸根本不得行，不用洗面奶、洗面膏、护肤皂之类简直不习惯。很多人涂了防晒霜还要用修复产品，化了妆还要用卸妆产品，要求更高的可能每周还要用两三次去角质的磨砂膏心里头才舒服。

 问：医生，都说现在空气不好，污染物多，在外面晃一天，脸上不晓得有好多脏东西，不彻底把脸洗干净，肯定对皮肤不好噻，说的要长斑、长痘、变老得嘛！

 答：哦，怪不得，就是听了这么多的歪（wǎi，不可靠）道理，才造成了清洁过度！

1.过度洁面，后果真的很严重

先给大家讲一个道理：清水是可以把沉积在皮肤表面的尘土、金属或非金属的氧化物、颗粒状物洗干净的！而只有像**防水的防晒产品、化妆品才需要用洁面产品、卸妆产品来进行清洁。**

你们想一想，有时候一整天都在家里没有出门，是不是早晚也在用洗面奶？

有时候不管化没化妆，只是在外面转了一圈，也非得用卸妆水擦下脸才安心？

这样长期下来，你的皮肤屏障就会受损！

比如下面这位女士，坚持了好多年早晚用洗面奶+晚上用卸妆产品的习惯，硬生生把自己健康的皮肤变成了敏感性皮肤。

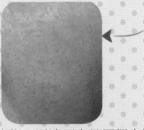

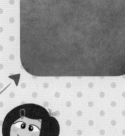

还有这位，用洁面产品用得太勤了，导致脸上的皮肤经常发红、发烫。

"哎呀医生，上面那两张图把我吓到了，为啥会成那样子嘛？"

为了让大家护肤有道，下面就跟大家讲讲怎样科学地爱美。

2. 不要伤害皮肤的保护神——角质层

在这里我就要给大家说一说皮肤里面那个纯天然、无添加还免费的保护神——**角质层**。

皮肤表面是一些将要脱落的角质细胞，比如洗澡时搓出来的坷坷（jiá jiá，污垢），或粘在内衣上的皮屑。

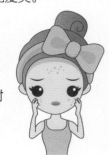

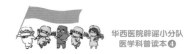

这些角质细胞里有角蛋白，质地坚硬，如果将皮肤屏障比作长城，它就是皮肤屏障"城墙"中主要的"砖"。

当角蛋白破碎后会释放很多脂质，填充在细胞之间起到城墙中灰浆的作用——保湿、防晒、抵御酸碱物质和微生物的侵害，从而保护你的皮肤。

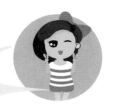

"活了这么多年才晓得，坰坰原来有这么不得了的作用！此处为那些年搓掉的坰坰'默哀'3秒钟……"

这么好又这么坚强的角质层是如何迅速被破坏了的嗬？除了日光、刺激性药物以及皮肤疾病的影响之外，那就是——**过度清洁！**

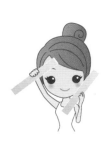

可以这么说：用一次清洁产品，就会把角质层洗掉一点。角质形成细胞从基底层移至角质层脱落的时间需要28天，在新的角质层还没来得及长出来的时候，用一次洁面产品就会把老的角质层洗掉。长此以往，角质层会越洗越薄。如果这个最坚强的保护皮肤层被洗来莫得了，你们说，脸皮咋个还稳得起？

文章开头我提到了有保护作用的皮脂膜。皮脂膜虽然油了一点点，但使角质层能够维持适度的水分，使皮肤有光泽。皮肤在健康状态下pH值为4.5～6.5，呈弱酸性，让表皮内部的各种生物代谢能够进行；过度清洁会升高皮肤的pH值，导致皮肤耐受性变差。

此外，皮肤上还有与人体共生的各种微生物，如真菌、细菌等，这些看不见的对人体有利或有害的微生物互相牵制，维持着皮肤生态平衡，而过度清洁会改变皮肤表面正常的微生态，对人体有害的微生物就会乘势泛滥，破坏健康的皮肤。

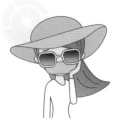

问：医生，我不搽防晒霜也不化妆，但就是每天觉得脸上油腻腻的，不用洗面奶咋出门见人喃？

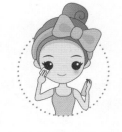

 答：这又是误区中的误区。实际上，脸上的油脂不是靠洗就洗得掉的。未必没觉得，有时候洗得越勤，脸油得越快？况且经常出油的肤质，还需要在饮食、生活规律等方面进行调整，严重的还要用药。

 问：医生，像你这样子说，干脆我一天就洗一次脸算了！

答：说不要过度清洁，不是让你少洗脸，出了汗还是要洗得嘛！况且在天气热的时候，你熬得住早上不洗脸，你周围的人也熬不住你脸上泛出的"油腻"噻！

所以，在一般情况下，正确的频率是，早晚各洗一次脸就可以了，但没有必要每次洗脸都用洁面产品！

 问：医生，那种温和的洁面产品，广告都说的可以每天早晚用，未必也不得行啊？

答：广告说的也要分析！再温和的洗面产品，次数用得多，皮肤屏障也会受到影响，破坏原有的皮肤生态平衡。

 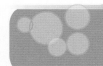 看来，好些人对洁面产品还有些认识误区，那我就再来说一说。

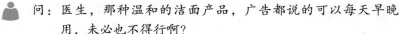

三、洗脸的第二大误区：用不来、用不对洁面产品

现在各种牌子、各种形态、各种广告说得天花乱坠的洁面产品确实让人看得眼睛花，到底咋个选？咋个用？好多人还是没搞伸展（cēnzǎn，清楚）的！

来，我带你抛开现象看本质：

不管是洁面奶、洁面膏、洁面皂、洁面乳，总的来说，洁面产品根据成分主要分成两大类——**表面活性剂**和**皂基清洁剂**。

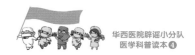
表面活性剂：亲油、亲水的表面活性剂分子能利用自己的结构优势把皮肤污垢连根拔起然后由水流带走。

皂基清洁剂：通过形成皂盐分散皮肤表面污物而发挥清洁作用。

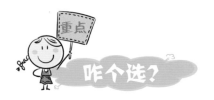

1. 选择刺激性低、弱酸性或中性的洁面产品

表面活性剂：有很多种类，对皮肤伤害较小的有氨基酸类、甜菜碱类、烷基糖苷类等，当然，还要看表面活性剂在配方中的浓度。

皂基清洁剂：以前由于其中的皂盐成分为碱性，对皮肤有一定的刺激，不建议用来日常清洁脸部。现在由于生产技术发展，出现了很多添加了保湿成分的改良皂基清洁产品，对皮肤的刺激性较低，完全可以用来洗脸哈！

此外，由于自然状态皮肤表面的pH值偏弱酸性，pH值过高，皮肤屏障功能会受损，所以洁面产品最好选择**弱酸性或中性的**。

说直白一点，用了以后觉得皮肤又干还紧绷的、清洁力较强的，属于偏碱性的产品，经常使用这种类型的洁面产品，皮肤会变得更干燥哈！

用了之后觉得皮肤不干不紧绷，还有一定的光泽和润滑度，才是合适的清洁产品。

2.选择有保湿作用的洁面产品

在各种洁面乳、洁面泡沫中，同时添加了保湿、润肤和舒敏作用的原料，既能洗干净还兼顾维护皮肤屏障的功能，这样的洁面产品就比较巴适！

 问：那咋个才晓得洁面产品有没有这些附加作用呢？

 答：你们把洁面产品上标示的成分翻来看看，最常见的保湿和舒敏（抗炎）的成分有下面这些。如果不懂没关系，对比着看就行了。

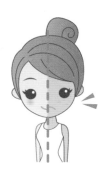

保湿成分	抗炎成分
多元醇	甘草提取物
葡聚糖	红没药醇
甘露醇	鼠李糖
木糖醇	马齿苋
……	……

3. 根据肤质选择洁面产品

不同的肤质选择的洁面产品是不一样的。

干性皮肤：针对干性皮肤的洁面产品，比如洗面乳，无泡或微泡的洗面奶等。

油性皮肤：控油洗面奶，一般泡沫比较丰富。

混合性皮肤：需要用两种洁面产品，T区（额头和鼻子）及脸上其他部位分区使用；或者只买控油的，T区油就只用在T区，脸上其他部位不用。

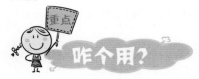

1. 一般情况

只用了基础护肤品，没有涂防晒产品和化彩妆，不能用和可以用的产品如下：

特干性皮肤、敏感性皮肤，面部发红、发烫者：不要用洗面奶等洁面产品。

干性皮肤：不用或1~2周用1次。

中性皮肤：每周1~2次，只用在T区油脂较多部位。

油性皮肤：非常油腻时，每天1次，莫得那么油的时候可改为隔天或2~3天1次。

混合性皮肤：T区爱出油的地方隔天用洗面奶，脸上其他部位不用或偶尔用一点洁面产品。

◎ 小提示：用BB霜、粉底霜、粉底液那些化妆都属于彩妆哈！

2. 涂了防晒产品或化了妆

不用洗面奶：只用了低防晒系数的防晒剂、化淡妆（用粉饼、口红、眉笔化妆），用毛巾浸清水多擦洗几次就可以了。

要用洗面奶或温和的卸妆水：用了油包水的粉底液，如BB霜、CC

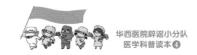
霜、隔离霜或高防晒系数的防晒剂。

卸妆油+洗面奶： 涂抗水/抗汗的防晒霜，或使用了防水粉底液、化了油彩舞台妆等浓妆。

我晓得，让那些女士不化妆是不可能的。这里讲个原则：尽量化淡妆；用散粉、粉饼等干粉比用含很多油的液态粉更好。

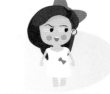

我缺的是卸妆的知识吗？
不，我缺的是化妆的技能。

问：医生，那洗完脸之后，用爽肤水二次清洁还有没有必要？

答：只要脸洗干净了，尤其是用了洗面奶或卸妆液后，真的没有必要再拿化妆棉+爽肤水擦拭皮肤了。如果你觉得擦出来脸上还感觉有点脏，那可能擦出来的就是脸上的角质层了哦！

◎ 小提示：洗完脸之后，油性皮肤用爽肤水，干性皮肤用润肤水拍在脸上这种做法是可以的！

四、关于洗脸还有这些问题

问题1 洗脸该用温水、热水、冷水还是冷热水交替对皮肤最好？

答：没有哪种水温对所有皮肤都好，水温的选择要根据肤质来定：

油性皮肤：热水（不要太烫），或先用热水清洗油脂，再用凉水收缩毛孔。

干性皮肤：室温水或偏温一点的水。

敏感性皮肤：室温水或偏凉的水。

混合性皮肤：室温水，或先用温水再用冷水。

问题2 既然说不要过度清洁，那磨砂膏、去角质产品还能不能用？

答：经常用磨砂膏或其他去角质产品可能引起皮肤敏感，干性皮肤和敏感性皮肤禁止使用，但油性皮肤和老化皮肤是可以用的。频率大概1~2个月用1次就够了，而不是很多广告宣称的每周1次。

◎ 小提示：磨砂膏和其他去角质产品不要同时使用。

现在很流行的面部清洁仪器有没有用？

答： 对大多数的人来说，不是必需品！

一般来说，清水+纯棉毛巾洁面，频率适中地使用洗面奶，就能达到大多数人的洁面要求了。温和的洁面仪器十天半个月用一次也还是可以，但频繁使用就可能要把脸整坏哦！

至于有些洁面仪器说其有"深层清洁"的作用，实际上，频繁"深层清洁"后的皮肤会很干燥，面部皮肤这时候为了抵御这种干燥，就只好疯狂地分泌油脂，结果是越洗越油，越油越洗，形成恶性循环，造成肤质的外油内干。

 用一次性洗脸巾代替纯棉毛巾有没有必要？

答： 莫得必要！

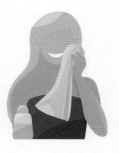

纯棉毛巾上的柔毛，既能通过物理摩擦去除污垢，也能吸收一定的油脂或水分。

一次性洗脸巾、面巾纸、化妆棉，摩擦力不够，吸水性也不如毛巾；另外它们本身在生产、包装、运输的过程中也不是完全无菌、无尘的。

所以，一般人用纯棉毛巾洗脸就行了。但我也要强调，洗脸毛巾应该经常用香皂、肥皂进行清洁，要经常晒，要挂在干燥、通风的地方，最好3～6个月更换一次。

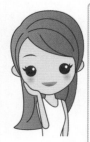

 那用手代替毛巾洗脸喃？

答： 也要不得！

确实有不少人用手代替毛巾洗脸，理由是手很光滑很温柔，不伤害皮肤，但很可能把脸都洗不干净哦！原因是手太光滑，一不吸水，二无摩擦力，不能带走污垢和残留的各种化妆品，包括洗面奶都可能会因为洗不干净还残留在脸上。再说了，如果你的脸连纯棉毛巾的摩擦都经受不了，那就已经不是健康的皮肤了，要赶快去医院看医生了哦！

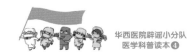

问题 6 洗脸水里加醋，加牛奶，加柠檬汁，能不能美白皮肤？

答： 至今没有科学研究的文献报道来证实这些操作对美白皮肤有效。

皮肤美白是很复杂的哈，有的是从源头上减少黑色素的产生，有的是加快黑色素的代谢，这些都不是醋和牛奶可以做到的。

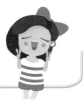

五、如果脸都已经洗遭了咋办？

这是我门诊的一名患者，她遭过一次化妆品过敏，就干脆三年没洗脸……然而肉眼可见，并没有达到护肤的效果……

所以千万不要因噎废食，脸不能洗多了，但也不能因为皮肤出现状况了就不洗或者少洗脸了。

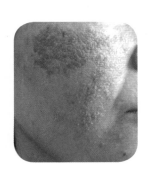

如果你的脸目前已经洗成敏感性皮肤，泛红，甚至出现脱皮等情况，那你就要立即停用任何洁面产品，不要化妆，暂时只用清水洗脸，重要的是要赶紧去医院找皮肤科医生诊治。该用药用药，该换护肤品就换护肤品，等皮肤屏障恢复了，再开始常规的洗脸。

学了这么多正确的洗脸知识，以后终于可以好好地面对这张脸了。

有些东西是天生的，
洗或不洗脸，
你们还不是爱我。

华西医院专家说：
求求你们不要把旧筷子、旧洗碗海绵、旧洗脸帕、旧枕芯用到天荒地老了！

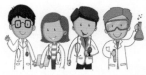

作者 / 四川大学华西医院　感染管理部　朱仕超
四川大学华西临床医学院　张治伟

那天听到两个人在摆老实龙门阵——

"你们屋头的**筷子**，用了好久了？"

"筷子我们随时都在煮，又没烂，换它吥子（zuàzi，做什么）？"

"你们的**洗脸帕**，如果只是烂了个洞洞，得不得换？"

"烂个小洞洞可以将就用噻，莫得那么穷讲究！"

"你们天天都要睡的**枕头**，是咋个清洁、消毒的呢？"

"不就是定期把枕套取下来洗？最多太阳出来再晒下枕芯！"

"你们厨房头的**洗碗海绵**，是不是要等到用成海绵巾巾才得换？"

"海绵天天沾水嘛是烂得快哦，也不能有点坏就换噻！败家子嗦？！"

　　勤俭节约是我们中华民族的传统美德，但有时候节约过度就不是一件好事了。比如每天都在用的筷子、洗脸帕、枕芯、洗碗海绵等，都是有一定使用期限的，是不是说非要用"烂"才能换，甚至用到天荒地老都还可以不换嗬？

　　我们下面就来给大家讲一讲，这些**每天在用的日用品到底用好久就应该换**！

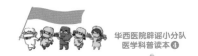

一、筷子

"筷子没用断就不换！"

老母亲：对，这就是我的标准！你以为木头、竹子那么容易断嗖！我们屋头的筷子都用了 10 年了！

按照这样的标准，估计好多人屋头的筷子至少是用了一年的！

有研究对餐馆使用三年以上的木筷进行菌落计数，发现一根筷子上有上万个细菌，尽管这些细菌大部分都不致病，但你细细想一下，一双筷子就有两三万个细菌在上头，这种筷子你还敢不敢用！

问： 医生，你不能拿餐馆头的筷子跟自己屋头的比嘛，毕竟屋头就这么几个人在用，自己洗的肯定也更干净些嘛！

答： 嗯，你们说得有些道理，但不全对。下面我们就来说说家用的筷子时间长了还敢不敢用的问题。

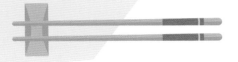

1.旧筷子最容易"藏污纳垢"

一双筷子，从开始用那天起，每一次搓洗筷子，都能在筷子表面留下裂痕。裂痕会逐渐积聚食物残渣、油污，如果洗完筷子后没有擦干，没有晾干，又没有进行日常消毒，微生物（包括细菌、真菌、病毒等）就在筷子上慢慢形成了。

使用的时间越久，木筷的裂痕就会越深、越多，对微生物的"容纳能力"也就越强。大肠杆菌、金黄色葡萄球菌、幽门螺杆菌，甚至黄曲霉（可产生致癌物黄曲霉素）出现的概率也就越大。

当然，不是所有的微生物都一定会对身体造成不良影响，但在机体免疫力低下时，这些微生物可以侵犯呼吸道，引起呼吸系统疾病；或是在胃里"兴风作浪"，引发胃部炎症；破坏肠道微环境，以致引起呕吐、腹泻等。

2.沸水消毒的旧筷子，一样会滋生微生物

很多人都认为，只要随时用沸水煮筷子进行消毒，用个一两年就没有啥问题。

不管新筷子还是旧筷子，浸泡在沸水中煮至少15分钟，的确可以清除掉使用过程中沾染到的大部分细菌、真菌、部分病毒及化学物质，但是微生物的繁殖能力是超乎人的想象的，尤其是在有裂痕可以藏污纳垢的旧筷子里面。

与新筷子相比，旧筷子更容易再次滋生微生物。有可能你还没来得及进行下一次消毒，筷子上已经又滋生了许多微生物了。

所以，即使沸水煮筷子能达到一定的消毒效果，但我们还是要建议你，要在一定的使用期限内更换筷子。在筷子这个问题上，还真的应该讲究而不要将就！

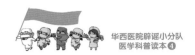
那么，当筷子出现哪些情况时，就需要及时更换了呢？主要看这两点：

◉ **当筷子表面出现斑点时。** 只有当微生物堆积到一定数量，才会导致木筷子出现这种变化。不要想着自己拿洗洁精洗一下，开水烫一下，钢丝球刷一下，晾干了还可以将就用。

◉ **当筷子出现变形，有明显凹槽时。** 这样的木筷比没变形的更容易滋生微生物，而且变了形夹菜也不方便嘛！

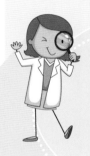

结论： 虽然维持筷子干净、干燥，定期消毒能在一定程度上保证筷子的卫生，但筷子的使用寿命有限。从理论上来说，对这种几乎每天都在使用的竹筷、木筷，建议3~6个月就要更换一次。

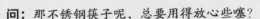

问： 那不锈钢筷子呢，总要用得放心些嘛？

答： 是的，与木筷相比，不锈钢筷子的使用寿命肯定要长很多，但前提是买到的不锈钢筷子应有质量保证，而不是那些"三无"的不锈钢产品。再说了，用不锈钢筷子夹菜，是个"技术活"。尤其是夹那些滑溜溜的鸡蛋啊、圆圆儿（滑溜溜的圆形食品）啊、芋儿坨坨啊，"手艺"不好的人可能当场就要发脾气哦！

二、洗碗海绵

我们刚才说了，卫生间温暖又潮湿，微生物是比较多的，但是在大家屋头还有一个地方比卫生间的微生物还多——那就是厨房。

因为食物、人体表面和厨房环境微生物组间存在微生物的相互交换，再加上潮湿、晒不到阳光、食物残渣多等因素，让厨房有着微生物繁殖的适宜环境条件。而在厨房里面，洗碗海绵又成了微生物繁殖的重灾区。

在厨房里，最常见的有不动杆菌、莫拉氏菌、金黄杆菌、霉菌和酵母菌，它们都喜欢厨房的环境，可以导致多种感染类疾病。比如不动杆菌可以引起呼吸道感染、败血症、脑膜炎、心内膜炎、感染性腹泻、伤口及皮肤感染、泌尿生殖道感染等。

在所有厨具中，孔径复杂、吸水性好、难以彻底清理的洗碗海绵的病原菌检出率往往最高。这些病原菌都可以通过海绵—手/碗—口的途径进入人体而致病。

问： 医生，你怕又是在吓我们的哦！我们天天都用洗碗海绵洗碗，没有觉得身体有啥子不舒服呢！

答： 朋友们，上面提到的这些微生物都是条件致病菌，虽然我们和它们长期共存，但也不会随随便便就被它们感染。

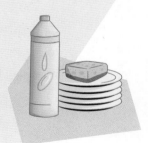

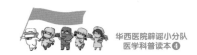

我们人的皮肤黏膜中本身就是有常居菌的，有很多常居菌还对人体有益；一定数量的常居菌可以帮助人体形成正常的微生态圈，提高抵抗力。

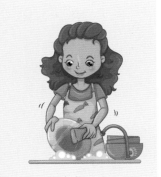

当我们身体健康、免疫力正常时，一般都能扛得住它们的攻击，但一旦防御力下降，比如患基础性疾病、机体免疫功能低下、不合理使用抗菌药物治疗，还有新生宝宝和老年人等体质弱者，病原菌就会乘虚而入攻击我们的身体，病原菌量越多，我们被感染的风险就越高。

这种时候你再使用了那些又脏又旧，繁殖了"兄弟姐妹子孙后代千千万"的病原菌的洗碗海绵，得病怕是不容易躲得脱的哦……

问： 那我把洗碗海绵丢在开水里头煮半个小时，或者用微波炉高温消毒得行不？

答： 洗碗海绵确实是各种病原菌的理想住宅，你今天把它们除掉一批，过不了两天很可能又住满了新成员。而且不到位的日常定期消毒还可能造成洗碗海绵中一些耐热的顽固分子包括病原菌比例增加。所以，比起费时费力、正儿八经地天天消毒来说，相信你还是更愿意干脆一点——丢！丢！丢！

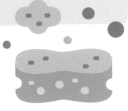

煮沸和微波炉高温都可以对洗碗海绵消毒，但不能完全灭菌。国外研究发现，即使日常定期消毒的洗碗海绵，其病原菌的检出率也不比没定期消毒的低——一样高得吓人。

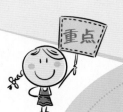
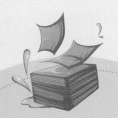

结论： 建议定期更换洗碗海绵，你实在觉得肉痛嘛，至少**1个月换一次**嘛！家里有病人的时候，应有其专用的碗、筷及洗碗用具。当然，每天一丢是更稳当的！

三、洗脸帕

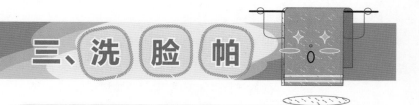

以前，好多人要换洗脸帕（毛巾）是以用烂为标准；还有人非要等洗脸帕烂出大洞洞了才会淘汰成抹桌帕，再烂成"刷刷（布条）"才淘汰成拖地帕。现在生活越来越好了，好些人的洗脸帕刚刚烂个小洞洞就要换了。

哪个时间该换洗脸帕，有没有啥讲究？下面我们就来跟大家说说。

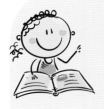

2014年，中国纺织品协会对我国五个城市的人群使用洗脸帕的习惯和洗脸帕上的菌落数做了深度调研，结果发现：多数洗脸帕含有金黄色葡萄球菌、白色念珠菌、大肠杆菌等病原微生物。

在这些含有病原微生物的洗脸帕中，多数洗脸帕的使用寿命都超过了一年；有的人更是坚持到不烂就不换的地步。

为啥子洗脸帕那么容易招惹病原微生物呢？

1. 阴湿的环境是病原微生物的温床

具有中空结构的洗脸帕，经常沾水，又不一定完全晾得干，尤其在冬天阴湿的环境下，非常容易成为病原微生物的温床。

你家的洗脸帕是不是都挂在卫生间？旁边还有洗澡帕、揩脚帕？不仅有自己的，旁边还有娃儿的、老公的，一堆都挂在杆杆儿上？其中刚用了的那条还在滴水？对了，不同家庭成员洗脸帕上的微生物互相交换，加剧了病原微生物的滋长。在这种潮湿、温暖的环境下，洗脸帕就成了病原微生物最舒服的温床。

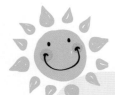

2. 洗脸造成了病原微生物的大转移

每次使用洗脸帕时，人就会将定居在皮肤表面的微生物和任何其他来源的微生物转移到洗脸帕表面，这些微生物就会在洗脸帕上进行大量繁殖。一张洗脸帕用得越久，上面的病原微生物数量就可能越多！

不过，大家也不用太惊慌。一般情况下，带有病原微生物的洗脸帕不会让你生病，也不会对一般人的健康造成影响。只有当你免疫力下降时，或用了带有大量微生物的洗脸帕擦拭伤口时，才有可能致病。

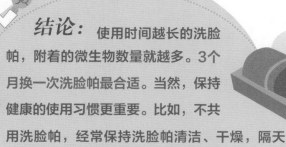

结论： 使用时间越长的洗脸帕，附着的微生物数量就越多。3个月换一次洗脸帕最合适。当然，保持健康的使用习惯更重要。比如，不共用洗脸帕，经常保持洗脸帕清洁、干燥，隔天或每周清洗，经常拿到太阳下晒一晒等。

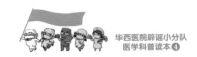

四、枕 芯

很多人觉得，枕头只要经常换洗枕套，晒一晒枕芯就可以了，但事情真的是这么简单吗？下面我们就来跟大家讲一讲关于枕芯的问题。

1.枕芯中的尘螨

尘螨是一种微小的昆虫，适合在温暖、潮湿的地方生存——比如枕头。

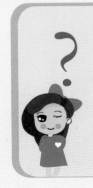

问：医生，枕头温暖是没错了，咋会潮湿喃？

答：**很多种情况都可能会引起枕头潮湿，比如你头发没干就睡觉了，睡到半夜热得出汗了，或者做梦流口水了……**

不管填充物是棉的、乳胶的，还是羽绒、化纤、决明子等，任何枕头都可能变成尘螨成堆的地方。尘螨以死皮细胞为食物，并且会持续产生粪便和尸体，经过两年的使用，你枕头重量的10%~15%可能是尘螨代谢废物。

虽然尘螨不会咬人和传播疾病，在日常生活中没有必要对它实行"灭绝政策"，但它是一种常见的过敏原，会引起过敏人群出现相关症状，所以控制尘螨的数量和生长还是很有必要的，尤其是对于有过敏体质的人或者有新生宝宝的家庭。

问： 医生，那该如何控制尘螨的数量和生长呢？

答： **定期用常温或冷水清洗枕套，实际对清除尘螨的作用是很小的。较高的温度清洗（50℃以上至少洗10分钟）和保持枕头干燥（保持相对湿度至少低于50%）才是杀死尘螨的有效方法。**

在日常生活中大家可以这样做：

● 可以水洗的枕芯，建议定期（如每3个月，尘螨过敏者还可以增加频率）在50~60℃的热水里清洗枕芯。

● 不适于水洗的枕芯（包括被褥）则可以经常曝晒。虽然温度达不到50℃，但晒太阳可以去除枕芯里的水分，使尘螨脱水而死。

● 在卧室内使用除湿机或空调除湿功能。

● 给枕芯使用孔径小于20μm（微米）的防螨材料包装套。

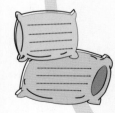

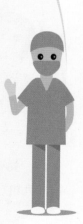

这些处理尘螨的有效方法，即使你坚持得再好，还是抵挡不住时间的积累，尘螨的尸体和代谢废物还是会越来越多的。

所以终极解决办法还是：**换枕芯！**

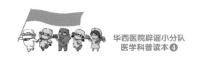
2.枕芯中的真菌孢子

除了尘螨外，枕头中还存在着真菌孢子，尘螨可以以真菌孢子为食物，真菌孢子可以以尘螨粪便为氮源。

英国曼彻斯特大学的研究者发现，在一个使用超过1.5年的枕头里，可能有数百万个真菌孢子。这些真菌孢子分裂出的真菌可能进入你的呼吸道，在一定程度上诱引哮喘和鼻窦炎的发生。其中常见的曲霉还是可引起肺曲霉病的致病菌。

3.变形的枕芯就该换

当一个枕芯使用过长时间后，它会因为尘螨和压力的原因变平、失去弹性，无法为头和颈项提供足够的支撑，可能导致你睡醒后觉得颈项酸。

判断枕头是不是变形该换了的办法：将枕头对折，然后松开它，如果枕头不是恢复形状而是保持折叠的状态，就说明你需要换一个新的枕芯了。

结论： 你想一下，枕头里面那些虫啊、孢子啊，整个人都不好了。来看英国睡眠委员会的建议——6个月到2年更换一次枕头，是很正确的哈！

嗯，至于是用6个月还是2年，由自己决定嘛，反正挨到它睡的是你而不是我。

关于更换这些饱含病原菌日用品的时间，我们给大家归纳如下：

筷子的最佳使用期是3～6个月；
洗碗海绵的最佳使用期是1个月；
洗脸帕的最佳使用期是3个月；
枕芯的最佳使用期是6个月到2年。

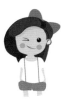

华西医院专家说：
搞紧放下你的二郎腿，
小心静脉曲张哦！

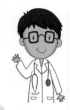

作者/四川大学华西医院　血管外科　曾国军

"哎……哎……"

这个是在叹啥子气嘛？原来医生操心的是——

过了几天哈吃憨胀的日子，你们的体重还稳得起不？

过了几天日夜颠倒的日子，你们的黑眼圈、皱纹还稳得起不？

过了几天不是一直坐就是一直坐的日子，你们的腿还稳得起不？

稳不起？很正常，毕竟再咋个装也是"奔三""奔四""奔五"的人了。

现在的你（我也一样）胖了减不下来，熬夜熬不起，拼酒拼不动，皱皱抹不平，就连光光生生的腿也悄悄咪咪地曲张了——

嗨呀！还莫名其妙多了几根弯儿格纠（弯弯曲曲）像曲鳝儿（蚯蚓）一样的青筋！

"医生，他们说静脉曲张了要得静脉炎哇？"

"医生，他们说静脉曲张是因为静脉里头有血栓哇？"

"医生，他们说静脉曲张是因为站得太久了哇？"

为了解答大家一抹多的问题，我就来给大家讲一讲，**腿腿上出现了静脉曲张**到底应该咋个办。

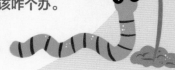

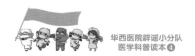

一、你们说的"静脉曲张"和医学上的"静脉曲张"不一样

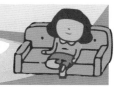

你们说的"静脉曲张",和医学上说的"静脉曲张"其实是不一样的。

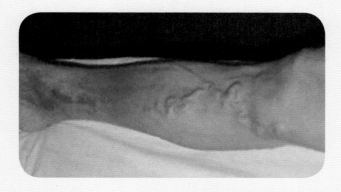

图上这种现象,医学专业的说法叫**大隐静脉曲张**,就是人的大腿内侧的浅表静脉由于血液回流障碍,发生了伸长、扩张和蜿蜒屈曲的情况。

大隐静脉曲张属于静脉曲张的一部分,也是最多见的一类,医学上的静脉曲张除了它,还有小隐静脉曲张(主要出现在小腿后面)、食管胃底静脉曲张、腹壁浅静脉曲张等。

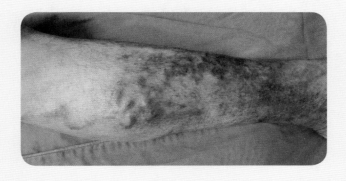

由于大隐静脉曲张最常见,接下来我就主要讲讲**大隐静脉曲张**。

二、腿上静脉曲张的症状

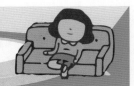

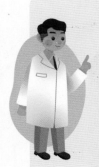

腿上静脉曲张的症状：

◆ 下肢青筋显露，浅表静脉曲张。

◆ 下肢肿胀、疼痛、酸胀和沉重感。

◆ 出现湿疹。

◆ 瘙痒。

◆ 色素沉着。

◆ 出现溃疡。

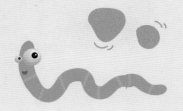

正常静脉与曲张静脉的对比

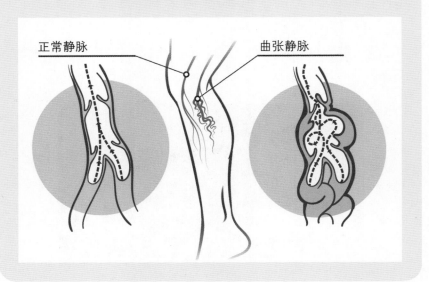

正常静脉   曲张静脉

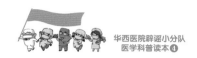
光说文字感觉有点抽象，下面我根据静脉曲张的严重程度分别配了图，使大家看起来更容易理解。

1级 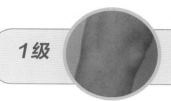 有毛细血管扩张、网状静脉、踝部潮红。

2级 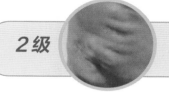 有静脉曲张。

3级 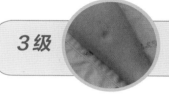 有水肿，但无静脉疾病引起的皮肤改变。

4级 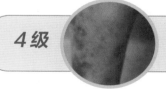 有静脉疾病引起的皮肤改变，如色素沉着、湿疹、皮肤硬化。

5级 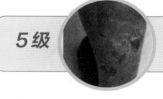 有静脉疾病引起的皮肤改变和已愈合的溃疡。

6级 图片过于震撼，故免上图 有静脉疾病引起的皮肤改变和正在发作的溃疡。

三、为啥子会发生下肢静脉曲张？

目前研究得出，所有使下肢静脉回流受阻的因素都会增加下肢静脉曲张的风险，危险因素主要有：

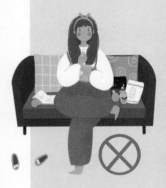

1. 遗传

有下肢静脉曲张家族遗传史。

2. 年龄

年龄越大，越容易发生下肢静脉曲张。

3. 久站、久坐、跷二郎腿

久站的职业，比如教师、理发师、厨师、售货员、外科医生；久坐的人，比如开长途车的司机，坐长途汽车、飞机的乘客等。

问： 医生，跷二郎腿也要静脉曲张，你不要吓我哦！

答： 摸到我的良心诚恳地说，真的没吓你。跷二郎腿会导致静脉曲张，尤其是随时跷二郎腿的人。

当你跷二郎腿时，大隐静脉和克膝头儿（膝盖）后面的小隐静脉很容易受到压迫，血液回流不畅，就增加了静脉曲张发生的可能性。

对于那些已经有静脉曲张、关节炎、腰椎间盘突出的患者，二郎腿就更不能跷了。

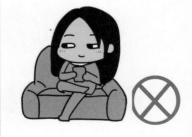

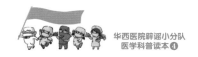

4. 肥胖

尤其体重超重的那一类人要小心了，不要以为胖娃儿的肉多，皮肤好，绷得伸展（这里形容像绷子绷的布一样，没有一点皱纹），给你说血管不得买肉嘎嘎（此处指人胖）的账，一样要得静脉曲张！

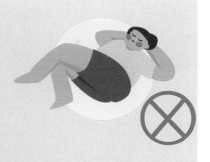

5. 腹内压升高

便秘、吸烟引起的慢性咳嗽以及妇女怀孕都会引起腹内压升高，增加静脉的压力。

6. 用脚力的重体力劳动者

如以前的三轮车车夫、人力车车夫等。

问：医生，我妈说的夏天踩冷水踩多了要遭静脉曲张，你咋个没提喃？

答：根据目前研究，静脉曲张跟夏天踩冷水踩多了一分钱关系都莫得！

问：那跟外面跑热了回来马上用冷水冲脚有莫得关系喃？

答：也莫得关系！并不是说腿脚一冷一热就会引起静脉曲张。

问：静脉曲张了是不是就意味着有静脉血栓了呢？

答：有静脉曲张不一定有静脉血栓，有静脉血栓也不一定有静脉曲张。

四、如何治疗下肢静脉曲张?

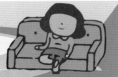

1.保守治疗

适用范围:程度较轻或没有明显症状的患者,以及妊娠妇女,整体身体状况不好、手术耐受性差或者年龄大的患者。

● 避免久站、久坐等增加下肢静脉压力的生活和工作习惯。

● 休息时抬高有静脉曲张的腿,高于心脏平面,以舒适为主。比如用枕头把下肢垫起来。

● 穿梯度减压弹力袜。请看清楚了,是医用的专业弹力袜,不是非医用的那种"网红"产品。

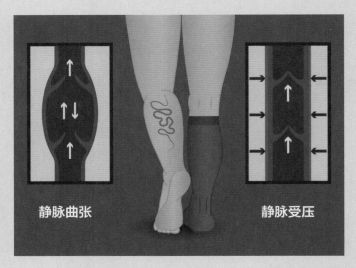

静脉曲张　　　　　　　　　　　静脉受压

● 间歇式充气压力泵:适用于无法行动、严重水肿或病态肥胖者,能够促进溃疡的愈合。

● 药物:如地奥司明、迈之灵等静脉活性药物。

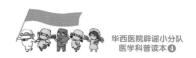

2.手术治疗

手术治疗包括传统手术和微创手术。微创手术又有射频消融、硬化剂注射、激光、旋切、CHIVA（血流动力学纠正术）等方法。

相比传统的手术，射频消融治疗静脉曲张比较简单，采用局部麻醉、穿刺，患者做完手术马上就可以下床行走，几乎莫得手术疤痕，尤其适合那些爱漂亮的女生！

至于该如何选择或者组合选择治疗方式，建议患者根据自身病情及需求，结合医生的建议综合考虑。

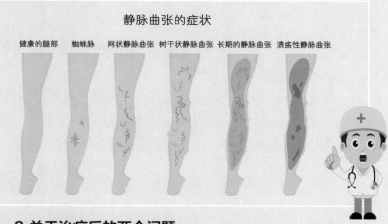

静脉曲张的症状

健康的腿部　蜘蛛脉　网状静脉曲张　树干状静脉曲张　长期的静脉曲张　溃疡性静脉曲张

3.关于治疗后的两个问题

问：下肢静脉曲张手术治疗后会不会复发？

答：不管采取哪种手术方式，下肢静脉曲张都存在复发的可能，这要看你手术后的生活、饮食习惯是不是保持得好。如果你还是像原来一样不改变那些容易诱发下肢静脉曲张的习惯，那是相当有可能会复发的！

问：治疗后能不能提重物、抱娃儿？

答：建议在治疗或手术恢复3个月以后，莫得啥子症状了再抱娃儿。至于提重物，建议还是要少提。去买菜、逛超市可以拉个车车儿嘛！

五、这些*传说的方法*有没有用?

谣传1:泡热水脚可治好下肢静脉曲张

很多人都以为,通过泡热水脚,最好水里头再加点草草药,能够促进血液循环,就可以缓解下肢静脉曲张的症状,甚至把下肢静脉曲张治好!

对于下肢静脉曲张患者来说,这是非常错误的做法!这样做不仅不会缓解下肢静脉曲张的症状,反而会加重病情!

因为下肢静脉曲张患者的下肢静脉压力升高,静脉瓣膜功能受损,泡热水脚会使局部血流量增加,非但静脉回流速度没有得到改善,反而加重了静脉回流的负担,增加了静脉压力,会让静脉曲张更加明显。

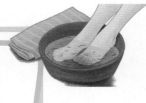

所以,腿腿上已经有静脉曲张的患者,尤其是曲张程度重,伴有深静脉反流的患者,一定不要长时间泡热水脚,更不要泡烫水脚!

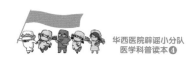

不仅下肢静脉曲张的患者不能泡热水脚，伴有动脉缺血的老年人如**糖尿病足患者**，就更不能用温度高的水泡脚了。

因为这部分老年人皮肤感觉下降，或者末梢神经功能减退，对高温的敏感性下降，可能烫伤了脚都还不知道。况且局部温度明显升高，也会加重局部的耗氧。

所以，对于这部分人群，用温水正常洗脚就行了。

谣传2：穿弹力袜可治好下肢静脉曲张

说是现在很流行穿弹力袜，尤其是网上各种"网红睡眠弹力袜"火得很。还说穿着睡不仅可以防止和治疗静脉曲张，还可以瘦腿腿！

医用弹力袜确实对缓解下肢静脉曲张症状，治疗轻度下肢静脉曲张有一定效果，但你们说的那种"网红弹力袜"和专业的医用弹力袜不一样哦！

哦，你们好多女娃子都入了"坑"的，是不是？

医用弹力袜是分了级别的，是根据下肢静脉曲张的病情在医生指导下分级使用的。比如预防性的就用一级；已经有下肢静脉曲张用来治疗的用二级；对于一些肿胀明显，合并溃疡，皮肤变黑、变硬的可以使用三级。

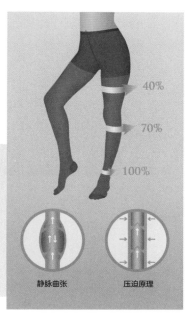

40%

70%

100%

静脉曲张　　压迫原理

手术之前　　　　　　手术之后

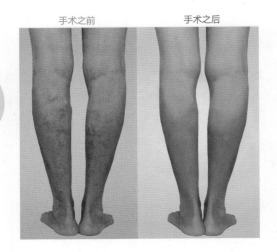

治疗下肢静脉曲张
的前后对比

　　那种"网红产品"分了级没有喃？压力梯度有没有根据腿部的情况有递减或者递增呢？厂家靠不靠谱喃？是医用专业生产的还是仿冒的？质量过不过关呢？大家要多了解产品信息。

　　医用弹力袜建议只是在白天穿，晚上睡觉之前脱，不建议睡觉的时候穿。但"网红产品"说明咋个是反起说的喃？晚上睡觉箍得紧，舒不舒服嘛？！如果不舒服，就要考虑可能血液循环不畅哦！如果觉得舒服，那我只有给你说，多半相当于穿了条秋裤睡觉！

　　医用弹力袜和"网红产品"瘦腿的效果不一样：正规的医用弹力袜是有一定消除腿部肿胀、塑形、瘦腿效果的，但在网上买的"三无"产品是不敢保证有这些功效的。

谣传3：按摩可治好下肢静脉曲张

　　听说通过按摩可以把腿腿上静脉曲张鼓出来的"曲鳝儿"按掉，不晓得有莫得用哦？

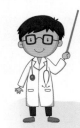

按摩、温泉水疗（Spa）等可以缓解疲劳，下肢可能感觉舒适，但没办法达到去掉曲张静脉的作用。

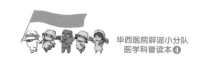
六、年轻人如何预防下肢静脉曲张？

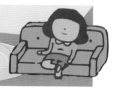

说实话，现在年轻人在电脑、手机的前面就是奴隶，坐一天都可以一动不动，年纪轻轻的不少人都遭了下肢静脉曲张。比起久站来，现在年轻人患静脉曲张的主要原因更多是——**久坐**！

不过，想要预防其实也很简单：

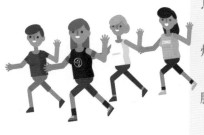

★ 不要坐起不动！可以隔一会儿去接点水喝，上个厕所，站起来看下窗子外面，休息脑壳的同时也要休息下眼睛和腿噻！

★ 坚持锻炼，比如下蹲运动，不但能锻炼肌肉，还能有效预防下肢静脉曲张。

★ 不要天天穿高跟鞋，尤其是已经有静脉功能不全、下肢静脉曲张的人。

★ 做预防下肢静脉曲张操。平躺，适当抬高腿维持2分钟，有助于下肢静脉回流。

★ 步行。每天快走15分钟以上，可以有效改善症状。快速行走时，小腿肌肉运动加大，有利于静脉回流。

★ 坐位时，经常活动小腿，交替做收腿、伸腿等活动。

拿起手机正在看得笑嘻了的你，还没有把二郎腿放下来嗦？

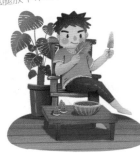

你说啥子嘛？跷二郎腿也就是得个下肢静脉曲张，莫得好吓人？

不是吓你，有研究表明，跷二郎腿还对腰椎间盘、男性生殖功能都有一定影响哦！

静脉血栓是个啥子东西?
咋个绊了一跤、崴了个脚,就差点把命都戳脱*了?!

作者 / 四川大学华西医院　血管外科　曾国军
呼吸与危重症医学科　周海霞　李希

前几天,皮西西又有个同事出了个意外。

话说这个同事,有一天不小心踩滑了绊(bàn,摔)了一跤,右腿的克膝头儿摔成了**线性骨折**。她休息了一段时间后腿不痛不肿了,走路也基本恢复了正常,结果没隔几天,她突然又觉得右腿开始痛、肿,忍了两天还是觉得痛得恼火,便去医生那儿一看,哦呵(ǒhò,表惊异或惋惜),迅速到手了一张**病危通知书**……

病危! 病危!

"不过就是绊了个线性骨折嘛,咋个就下病危通知书了?"

"她人年轻,身体也好,莫得啥子基础疾病得嘛!"

是的,不要以为人年轻绊一跤莫得啥子。

医生说,她是绊了一跤后很久不运动,右腿形成了深静脉血栓,而这个血栓又正好是在急性期,非常容易脱落,跟着血流到肺里面去,而一旦形成肺栓塞,人就可能——胸痛、咯血、呼吸困难,甚至猝死!!!

不仅如此,医生还说,那些崴了脚,或者坐得久的人,也容易遭静脉血栓!

下面我们医生来给大家讲一下,**为啥子绊一跤、崴个脚、坐得久的人容易遭静脉血栓,又有啥子办法可以预防。**

内心·达份疼痛,以前是因为爱情,现在可能是因为血栓了。

---

* 戳脱(có tó),四川方言,指丢掉,失去。

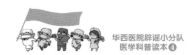

一、血栓是个 *啥东西*？

血栓就是在血管头形成了血块块（此处可以联想一下凝起了的血旺儿），你想，这块多出来的血块块，**小的可能会影响血流的量和速度，大的可能堵塞血管，让血流不通！**

血栓在静脉和动脉里都可能会出现，动脉血栓跑到脑血管里头，就产生脑梗死；跑到心脏周围的冠状动脉里头，就是心肌梗死；而当静脉血栓脱落跑到肺部的血管里堵起，就会引起肺栓塞（俗称肺梗死）。肺栓塞会出现胸痛、咯血、呼吸受阻、晕厥等症状，甚至引起猝死。目前，肺栓塞已经成为继心肌梗死和脑梗死之后位列第三的最常见的心血管系统疾病。

二、遭了静脉血栓*会怎样*？

静脉血栓包括深静脉血栓和肺栓塞，来看一下到底它们有好凶（厉害）！

深静脉血栓

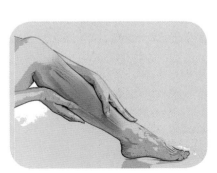

在深静脉血栓中下肢深静脉血栓最常见，在所有的血栓类型中占80%～90%，比如皮西西那位同事就是属于这一类。当时B超检查结果显示"右腿股静脉、腘静脉无血流信号"，换句话说就是基本上整个右腿的静脉都栓塞了！

而在这种情况下，最直接的后果就是引起腿腿肿、胀、痛！而最吓人的后果就是——肺栓塞！

肺栓塞

下肢深静脉血栓一旦脱落，就可能会引起最危险的情况——肺栓塞，就是血块块把给肺供应血液的血管通道堵了，导致肺里面都莫得血了。你说，人还咋个呼吸？同时，因为肺血管遭堵起了，可能还引起了心脏的问题，患者很快就出现循环问题甚至休克、猝死。

所以皮西西的同事一检查出来是下肢深静脉血栓，加上已经有点不舒服的症状，迅速地就被医生收留不准走了。

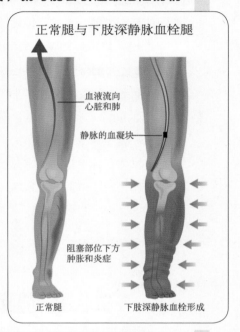

正常腿与下肢深静脉血栓腿

血液流向心脏和肺

静脉的血凝块

阻塞部位下方肿胀和炎症

正常腿　　　下肢深静脉血栓形成

"医生，马上要放学了，我接了娃儿辅导他做完作业了再来哈，反正我们家离医院近！"

"还辅导啥子作业，你命重要还是娃儿的作业重要？！赶紧把抗凝的药用起，娃儿喊家里头其他人去接嘛！"

就这样，同事就成了病危人群，**直接住院了！**

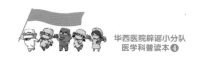
三、为啥子绊了一跤会 *遭静脉血栓?*

问： 医生，你说得好悬哦！每个人都绊倒过，为啥子很少听说周围有人因为绊倒遭了静脉血栓呢？而且像小朋友一年到头要绊好多盘（好多次），为啥子他们不得遭呢？

答： 要解释清楚这个问题，我们要来说一下啥子原因会导致形成静脉血栓。

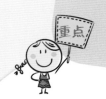

产生血栓的因素主要有三个：

◎ 血流缓慢。

◎ 血管内皮损伤。

◎ 血黏度升高。

除了跟一些疾病如易栓症（主要是有静脉血栓家族史和/或反复得静脉血栓的人）、糖尿病、高血脂、高血压、抗磷脂抗体、凝血功能异常、恶性肿瘤等相关，对普通人来说，产生静脉血栓的日常举动有以下这些。

1. 不咋个动

比如长时间卧床休息，尤其是手术后、骨折后不咋个动的；

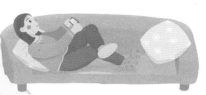

老躺在床上、沙发上拐起（蜷曲）的，你动都不咋个动，血流肯定慢嘞，血黏度肯定高嘞！

对了，孕妇和产妇也是高危人群。

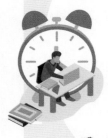

2. 坐得太久

比如，一坐一整天，一熬大半夜，想上厕所忍到，吃饭靠外卖送拢（送到）门口，屁股就像被502胶水粘在板凳上的那种，很容易遭！

哦！还有喜欢打麻将的，记到打完牌就

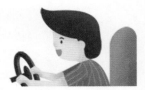

站起来扭（niù，动）一下！

3. 长途出行

经常坐长途飞机、汽车、火车的人，得深静脉血栓的风险比一般人高2～4倍。这类人群不仅坐的时间长，腿也打不伸，再加上觉得途中上厕所不方便，水也喝得少，血黏度会高些，血液循环不畅，自然容易引起血栓。

之前我们收到个患者就是崴了下脚，当时情况并不太严重，但因为他在高速上堵了几个小时车，路上也没咋个喝水，哦呵！等到下车，腿腿的静脉都已经"栓起了"！

此外，长期抽烟、喝酒的人以及胖娃儿也是静脉血栓青睐的人群哦！

抽烟可能导致血凝增强，至于喝酒你们哪个不是一喝一坐好几个小时？胖娃儿些就更不需要说了，血脂、血压都多半有问题！

所以，并不是说绊一跤、崴个脚肯定就会遭静脉血栓，而是你绊了一跤、崴了脚之后长时间不动，休息时间太长还不咋个喝水，肯定就容易遭。

至于小朋友，上面我们提到的静脉血栓常见三大危险因素跟他们关系很小，但如果因为做手术、静脉穿刺等原因增加了危险因素，一样还是可能会发生静脉血栓。

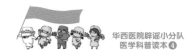

四、咋晓得 自己可能遭静脉血栓了？

　　绊一跤、崴一下之后，如果你长时间坐起、躺起不动，同时你的腿、脚出现了肿胀、疼痛、皮温升高、皮肤发红或发紫这些情况，你就要警惕可能是遭了下肢深静脉血栓，请尽快去医院！

　　如果你不仅出现了前面说的那些症状，还陆续出现了下面这些症状，那多半就有可能遭了肺栓塞了！

肺栓塞的症状：

- 不晓得为啥子突然呼吸困难及气促，尤以活动之后明显。
- 胸口儿痛，包括胸膜炎性胸痛或心绞痛样疼痛。
- 晕厥，很多肺栓塞的患者最先出现的症状都是这个。
- 咯血，量一般比较小。
- 烦躁不安，惊恐，甚至有濒死感。

　　因为肺栓塞真的很危险，如果有以上那些症状，请立刻迅速去医院！

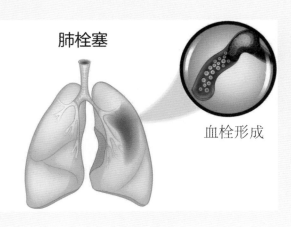

肺栓塞

血栓形成

问： 医生，如果遭了下肢深静脉血栓是不是一定会遭肺栓塞？遭了肺栓塞是不是会马上死？

答：首先，不是所有的下肢深静脉血栓肯定就会发展成为肺栓塞，只是在血栓刚刚形成的2周急性期内，最容易脱落发展成为肺栓塞。但你也不要虚，只要是医生确诊你目前的血栓是急性期，你自己就不要到处乱走了，好好休息，免得自己动得凶，让血栓也动得凶，本来没脱落都造成脱落，那就只有哦呵了（要命了）！**其次**，即使你运气真的不好遭了肺栓塞，也不是说就肯定会要命，小面积的肺栓塞并不致命，赶紧去正规医院才是正经事。**最后**，怀疑自己可能出现了静脉血栓，去医院时最好坐车、坐轮椅，自己就不要好强，非要走路去。

五、出现静脉血栓*如何治疗？*

1. 一般治疗

抬高患肢；静脉血栓急性期卧床休息、避免小腿按摩挤压等；循序穿减压弹力袜；应用静脉活性药物。

2. 基础治疗：药物抗凝

抗凝需要足量、足疗程，一般而言需要长期抗凝——至少持续3个月，某些情况下可延长至6～12个月甚至更长，具体方案医生会根据患者情况来定。大约有70%的患者即使

特别提示：

有下肢深静脉血栓但没有住医院的患者，如果在家出现胸痛、咯血、呼吸困难、呕血、便血等情况时，要马上去医院急诊科哦！

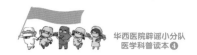
出现深静脉血栓，只要血流动力学稳定、出血风险低、肝肾功能正常，多半不需要住院，只需要定期复查、坚持用药就行；而少部分合并肺栓塞、出血风险高的患者就需要住院治疗，比如皮西西那个同事！

3. 入院及手术治疗

至于这一部分患者，既然都入院了，就放心听医生的话，该溶栓就溶，该取栓就取，该碎栓就碎，该置入腔静脉滤器就置！治疗耽搁不得！

六、如何预防 静脉血栓？

问： 医生，我莫法保证这辈子不绊跤、不崴脚，那有没有办法可以预防静脉血栓的出现喃？

答：有！请大家都把小本本拿出来，牢记以下几点。

1. 减肥、戒烟、戒酒！

2. 合理地补充水分

每天的喝水量应大于1 500 ml，避免血液黏稠，尤其在坐长途飞机、汽车、火车时更需要多喝水，至于咖啡、酒、饮料等请尽量不要喝。

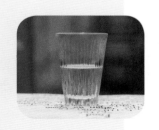

3. 适当活动

避免久站、久坐、久卧。即使坐长途飞机、汽车、火车，不要只要手机或只睡觉，多喝点水多上几次厕所可以预防静脉血栓。在条件许可的情况下，可以做后图所示的运动操！

预防静脉血栓运动操

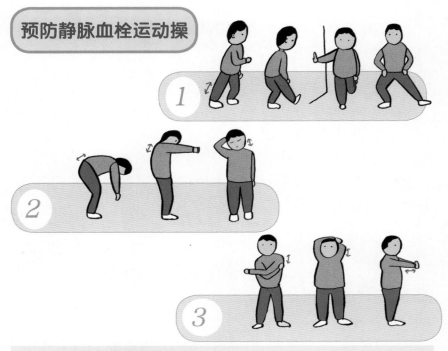

4. 穿宽松的衣物

穿宽松的衣裤，避免过紧的袜子、裤腰，都有利于下肢静脉血液的回流。

5. 高危人群做好预防措施

如久站久坐、长途旅行时可以穿梯度加压弹力袜，必须是医用的那种。

七、关于静脉血栓还有这些 *问题*

问：遭了静脉血栓多按摩一下，能不能把血栓按散？

答：按摩确实可以加速下肢静脉回流，促进血液循环，但是这只适合那种生病或手术后完全不能动且还没有出现血栓的人，为了避免出现血栓，家属应该每天给患者自下而上从小腿远端开始循序渐进按摩。

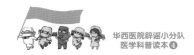

对于已经发生了深静脉血栓的人，千万不要去按摩人家有血栓的腿！按摩容易把血栓按脱，然后就可能引起肺栓塞！

问： 据说醋、柠檬、姜长期吃都有消除血栓的作用啊？

答：信不得！

确实我们医生在门诊的时候，会听到各种奇奇怪怪的偏方、食疗法，说是可以消除血栓。**但到目前为止，还没有发现哪个患者是光靠偏方，靠喝醋、吃柠檬、吃姜把血栓消了的！**

还有些患者啊，老是担心吃了抗凝的药今后自己要大出血，其实这种担忧是不必要的。只要你好生按照医生开的剂量吃，不要少吃更不要不吃，医生晓得在合适的情况下喊你停用。至于大出血这件事，我们医生会让患者定期到医院复查。**有医生给你"保驾护航"，真的不需要想得太多，先把你血栓的问题解决伸展（顺畅）！**

现在终于晓得了，让我们遭静脉血栓的，
从来都不是那些绊过的跤、崴过的脚，
而是绊跤、崴脚之前，
我们吃进胃的油、抽进肺的烟、喝进肚儿的酒；
是绊跤、崴脚之后，我们过着伸手就吃，吃完就躺的"神仙生活"；
是绊跤、崴脚好了之后，我们上公交车就坐，坐上飞机就睡，
不喜欢喝水和对于"坐"的执着。

如何正确处理小创口、小水疱儿？

华西医院专家说：那些不靠谱的做法简直瓜*得伤心！

作者/四川大学华西医院　伤口治疗中心　陈可欣　石玉兰

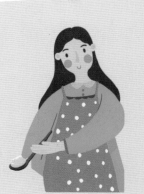

夏天，成都的天气虽然像个娃娃脸忽冷忽热没个数，但大势所趋是越来越热了。天一热，好像烦心事就更多，有些烦躁。

刚听到从外面疯回来的娃儿在喊："妈！我克膝头儿（膝盖）绊（bàn，摔）烂了！"

又听到老公在厨房喊："老婆……我削土豆把手割倒了！"

这时候，客厅里面大爷的声音也传过来："女娃子，你来帮我看下这个遥控器嘛，咋电视又不亮了？"

这一分心，一低头，哎哟……我的手，遭铁锅儿的边边烫了个疱！

"就晓得喊我，我也不晓得该咋办得嘛！"

"擦伤的、割伤的、烫伤的，擦点碘伏不晓得行不行噢？"

"沾得水不嘛？水疱儿锔（jū，扎）得不嘛……"

不要着急，我们从专业的角度给大家讲一下，**哪些处理小创口、小水疱儿的做法要不得，哪些才是正确的处理方法。**

---

* 四川方言中，"瓜"是"傻"的意思。

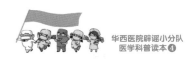

简洁版

1.外伤后首先要止血，止不到血应立即去医院进行处理。

2.轻度烧伤、烫伤后，用自来水冲患处，不能冰敷，不能刺破水疱，不能敷任何东西；重度烧伤、烫伤请尽快到医院。

3.被钉子等金属尖锐物（尤其是生锈的）扎伤后要赶紧去医院，有可能要打破伤风针。

4.伤口局部使用抗生素对伤口愈合没有好处。

5.用灯烤、电吹风吹伤口，会延迟伤口愈合。

6.换药次数的多少和伤口愈合的速度不成正比。

啰唆版 ○○○○○○○

一、这四类伤口最容易处理错

1.擦伤

擦伤是在摔倒或者发生碰撞后皮肤轻微破裂出血。一般损伤的是表皮至真皮浅层，出血不会很多。

错误的做法：

贴个创可贴，过几天自己就好了！

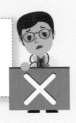

创可贴并不是万能的，视情况而论。

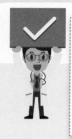

正确的做法：

　　轻微表皮擦伤，创面没有明显的渣渣，可以不贴创可贴，只要擦点碘伏保护局部不感染，等伤口干燥就行了。

有时候选择的创可贴透气性差，贴起反而愈合慢一些。

　　如果擦伤的面积比较大，或伤口上还沾的有尘土或者其他脏东西，就应该先用过氧化氢溶液冲洗伤口处（冲掉脏东西），再用生理盐水把伤口冲洗干净，最后涂上碘伏。如果有条件，使用医用纱布包扎好伤口。

提醒：

　　如果受伤面积过大，伤口上沾有冲不掉的沙粒、污物，或受伤部位已经有肿胀、严重疼痛、血流不止，那就要赶紧去医院做清创处理。

逛街没带钱没关系，就怕没带创可贴。

问： 那像你这样说，感觉就没得需要贴创可贴的时候了啊？伤口小的你说不需要贴，伤口大了又不能够贴。

答： 新鞋子把脚打起疱了贴张创可贴还是多管用的。

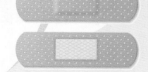

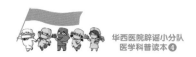
2.切割伤

一般都是遭刀子、剪刀、玻璃片片儿，或者是其他锋利的东西割伤的！运气孬（piè，差）的时候新崭崭的一张A4纸也是"冤家"。

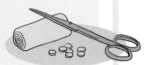

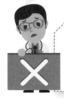

错误的做法：

在伤口上撒点儿香灰、土或者是面粉止血。

提醒：

以上粉剂，不管是啥子粉剂（包括粉剂药物），**对于人体来说都是无法吸收的异物，会加剧炎性反应，诱发肉芽肿病变。**

另外，这些未经消毒处理的粉剂会给伤口带来难以预知的污染，增加清创难度，可能使伤口感染化脓。如果细菌进入血液到全身各处，还会引起败血症。

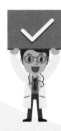

正确的做法：

止血要用医用纱布、棉球，或者清洁的布类压迫伤口止血。

手指拇儿一般性切伤或割伤，可以局部压迫止血。

如果伤口流血不止，且流血较多，应紧压手指两侧动脉，在施压20分钟后，一般可以止血。

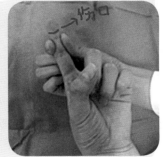

如果伤口深、大，采取了指压方法还止不到血，**就要赶紧去医院缝合止血！去医院的路上可以使用止血带，绑在上臂**（不是绑在前臂！绑在前臂反而会加重出血）。

提醒：

使用止血带是有技术含量的活。**为了保证手不坏死，止血带不能绑得太紧，而且每隔1小时要放松5～10分钟**，不要绑多久都不取。

3.烧伤、烫伤

一般来说，夏天烧伤、烫伤的病例会增多。如仅仅是烧伤、烫伤后皮肤有点发红，起个小水疱儿，面积不太大的话，一般可以自己处理。

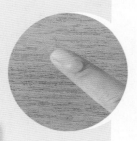

错误的做法：
烧伤、烫伤用冰块冷敷伤口。

你们摸到自己的良心说，不管是自己被烫伤还是别人被烫伤，有没有拿冰块敷过伤口？

有，是不是？

很正常，想当初我们也干过这种事！认为可以给受伤的皮肤降温，其实大错特错！

的确，刚被烧伤、烫伤的伤口处会有大量余热，需要做降温散热的处理，否则会烫伤深层皮肤，造成更深程度的烧伤、烫伤，**但冰块的温度过低，反而会导致伤口恶化。**

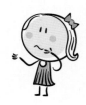

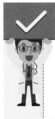

正确的做法：

用流动的自来水冲洗20～30分钟，冲洗的水温15～20℃，不能低于8℃，以免发生冻伤。

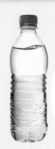

问： 那用矿泉水、纯净水冲得不得行嘛？

答：得行，但必须是常温的，不要买冰冻的！

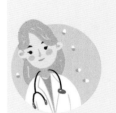

错误的做法：

烫伤了赶紧撇（piě，折断）一块生芦荟涂一下伤口，不留疤不留痕！

提醒⌇

芦荟有护肤作用没有错，**但是我们说的是经过一系列专业科学程序提取的芦荟胶之类的东西，而不是屋头阳台上、花园边边栽的芦荟植物。**

不要以为自家养的就纯天然、无添加，其实很多人对芦荟植物是会过敏的。 涂嘛，涂了可能就不是伤口那一坨红，而是整个身上都红了哦！

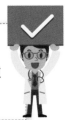

正确的做法：

用自来水冲洗后，如果被烫伤后的皮肤完整没有破损，可以用有舒缓作用的药膏，如医用芦荟胶涂在烫伤处。

提醒：
如果皮肤有破损，也不能涂芦荟胶哈！

错误的做法：
身上遭烧伤、烫伤了不能脱衣服，脱了反而容易感染！

正确的做法：
烧伤、烫伤后，应该远离制热源，并小心脱掉烧伤、烫伤处的衣物，让伤口裸露。

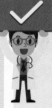

提醒：
大家要注意了，因为烫伤、烧伤患者的衣服可能会粘在皮肤上不方便脱下来，千万不要估倒（强迫）扯哈，一扯憋憋（肯定）连皮带肉地扯下来，造成二次伤害！

建议用剪刀剪开比较稳当！但是，动剪刀的人也要选好哦，千万不要选心理素质不好的人，万一手抖再戳到伤口就麻烦了！

如果自己实在不敢下手，赶紧把患者送医院请医生处理最稳当哈！

错误的做法：
给烫伤、烧伤处涂牙膏、酱油、盐水……

哎，关于这类"单方"我们已经"吐槽"过无数次了。复制在此，是让你们回忆下，那些年你们是不是用过这些简直瓜得伤心的"土方子"哈！

错误的做法：

用各种油处理创口。

不管是AAAA级的酱油，还是生态猪熬的猪油，又或是国外进口的橄榄油，这些油涂上去只会阻碍伤口热气的散发。

更严重的是，涂抹这些东西还会妨碍医务人员对伤情的判断，为清创带来难度，还会造成继发感染。

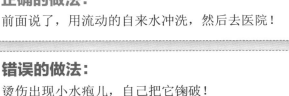

正确的做法：

前面说了，用流动的自来水冲洗，然后去医院！

错误的做法：

烫伤出现小水疱儿，自己把它锄破！

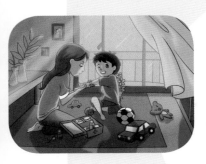

问： 医生，我之前网上查了咋个消毒的，拿酒精、碘伏把针擦了好多下才锄的！不得遭感染吧？

答：自己处理还是有风险的哈！最好还是到医院去看！

正确的做法：

烫伤出现水疱，冲洗后用医用纱布覆盖包扎。

如果水疱较小，几天后就会自行吸收；如果水疱较大，千万不要把水疱锄破了，破了可能会增加感染概率。大水疱应该在严格的无菌消毒条件下低位引流，也就是要去医院找医生才得行！

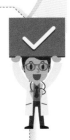

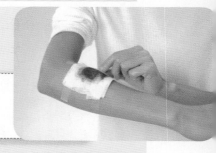

4.刺伤、扎伤

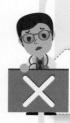

错误的做法：
破个小创口，去啥子医院，娇气！

不要小看这种小创口！ 被钉子、玻璃等锐利的物品刺伤，因为伤口窄、深，细菌不易被排出，才特别容易感染。

尤其被钉子这样生锈的金属物刺伤， 无论伤口多小，都有患上破伤风的危险！

碎玻璃片片就更不能忽视， 因为小，有可能伤害到肌肉或血管，一旦处理不当，会导致深部组织的损伤。

正确的做法：
自己再咋个处理都不靠谱，赶紧去医院才是正经事。

二、还有这四类常见伤口**该咋办?**

● **异物嵌入伤**

问：玻璃碴碴、木头屑屑等异物刺入了皮肤，是取还是不取呢？

答：肯定是要取出来的，先用消过毒的小镊子等工具将伤口里的异物取出来，再清洗伤口，然后涂碘伏，包扎伤口。如果自己取不出来或者下不了手，赶紧去医院。

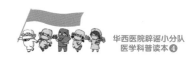
● 挤压伤

医生,我脑壳遭门夹了,算不算挤压伤?

问: 被帮重八重（很重）的箱箱啊、铁砣砣啊这些砸伤，或者是被门夹伤咋办?

答: 如果是轻微挤压伤直接冷敷，等过几天它自己就会好了。但如果皮肤内部有大片紫红色淤青，疼痛也没有缓解，还是要到医院看医生。

● 皮肤撕裂伤

问: 打球摔倒造成皮肤撕裂咋办喃?

答: 这个多半是快速移动的物体牵拉人体时造成。严重的撞击、摔伤，将皮肤的表皮、真皮全部撕裂，伤口一般不整齐、不规则，多数出血较多。在按压伤口止血的同时，迅速送患者去医院做清创治疗!

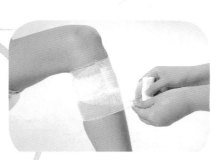

● 大创伤、断肢

问: 切菜的时候把手指切到了又咋个办喃?

答: 遇到断指或断肢时，既要保护好创面，更要将断指或断肢冷藏好，及时地送到医院，尽量为断指或断肢再植成功创造条件。

　　注意冷藏方法要正确: 将断指或断肢使用清洁的保鲜袋装好，外面使用冰袋保持低温状态。切记不能直接将断指、断肢浸泡在冰水或其他液体中!

三、关于伤口恢复的常见误区

1

误区：

伤口有点感染了，吃点抗生素，或者用抗生素敷伤口就可以了。

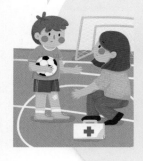

正确的做法：

伤口如果感染了，需不需要吃抗生素，需要吃哪种抗生素应该由医生来判断。如果伤口已经感染，已经形成脓肿了，更是需要医生来做脓肿引流手术。局部使用抗生素对伤口的愈合是没有好处的，不仅影响伤口的正常炎性反应过程，还可能导致耐药菌株的产生，影响伤口正常的愈合过程。

2

误区：

伤口结的疤千万不要去抠，抠了就糟了！

正确的做法：

如果是正常结的疤可以不用管，等它自己脱落就对了。**但是，如果伤口结痂周边有红、肿、液体流出，说明伤口存在问题，**必须由医务人员揭掉痂壳查看情况，清洗分泌物，并做相应处理，促进伤口尽快愈合。

3

误区：

用电吹风或者烤灯吹、烤伤口，
可以保持干燥，加速伤口恢复。

正确的做法：

干燥环境虽然一定程度上可能会
减少感染的发生，**但是不利于肉芽生长
及上皮细胞覆盖，会导致伤口愈合的延
迟。**

使用烤灯和电吹风还会导致伤口局
部温度升高，而伤口最佳愈合温度是接
近体温的37℃。

4

误区：

伤口上的药换得越勤快越好，尤其是夏天。

正确的做法：

只有在伤口敷料浸湿、污染，或者伤口有感染时
才需要增多换药次数。

伤口换药时间是医生根据伤口的具体情况（伤口
性质、变化情况、分泌物多少、气味等）**来决定的，
并不是药换得越频繁，伤口就好得越快。**

伤口的生长需要合适的温度、湿度，过度换药不
断改变伤口局部愈合环境，反而不利于伤口愈合。

华西医院专家说：你只晓得"岁月是把杀猪刀"，你晓不晓得哈吃憨胀更是"杀猪刀"哦！

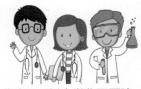

作者／四川大学华西医院　中西医结合科　唐文富　金涛　冯睿智

好像有谁说过，人一旦执着不良习惯，就会做傻事。深以为然。

就拿春节即将临近这件事来说，相信绝大部分有减肥计划的人，已经把减肥这件事推迟到了大年十五之后。

正是因为舍不那些美食，每到过年，我们华西医院急诊科都会收到不少**哈吃憨胀**（不知饱足地傻吃）、喝猛酒引起的急性胰腺炎患者，其中还有部分是非常危险的重症急性胰腺炎，分分钟要人命！

下面我们就来讲一讲，**为啥子哈吃憨胀会引起急性胰腺炎。**

谁说"人间不值得"？你说哪样又舍得？

香肠、腊肉、水煮鱼，白酒、红酒、梅子酒，黄喉、毛肚、嫩牛肉，鸡汤、鸽汤、老鸭汤。

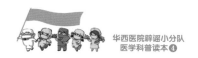
一、 什么是胰腺炎？

胰腺炎是胰腺因胰蛋白酶的自身消化作用而引起的疾病。

直白地说就是，**胰腺发炎了。**

目前胰腺炎主要有两大类：**急性胰腺炎和慢性胰腺炎。**

由于大多数人的胰腺炎发作都是急性的，加上慢性胰腺炎也可以急性发作，所以，下面就来详细说一下急性胰腺炎。

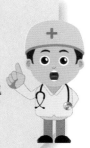

二、 什么是急性胰腺炎？

急性胰腺炎是普通外科常见的急腹症。主要症状为突然的上腹部剧痛、恶心、呕吐、发热等。

问：医生，都是肚子痛、呕吐、发热，我咋晓得我是吃了不干净的东西引起的，还是胰腺炎引起的？

答：吃了不干净的东西引起胃肠炎，可以有肚子痛、呕吐、腹泻、发热，一般痛得不凶。而急性胰腺炎引起的症状首先是上腹痛，严重的时候患者"生不如死"，可能有恶心、呕吐，但一般不泻肚子。

根据严重程度，在临床上我们把这个病分为**轻症**急性胰腺炎、**中度重症**急性胰腺炎**和重症**急性胰腺炎。

轻症急性胰腺炎：主要以胰腺水肿为主，是一种自限性疾病，一般来说只要对症治疗，1~2周就可以恢复。

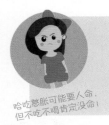

而中度重症和重症急性胰腺炎就严重多了，尤其是重症急性胰腺炎，早期很快就会出现其他器官的功能衰竭。

哈吃憋胀可能要人命，
但不吃不喝肯定没命！

三、重症急性胰腺炎的治疗

从世界范围来说，重症急性胰腺炎的完全救治成功还是一道难题，但我们可以自豪地告诉大家：目前，华西医院采用中西医结合治疗重症急性胰腺炎，疗效走在了世界的前列。

据了解，目前国际上重症急性胰腺炎的平均病死率高，为10%～30%；而根据华西医院最新统计数据，采用中西医结合疗法，急性胰腺炎患者总体病死率为4.3%。其中，按照最新国际指南推荐的重症急性胰腺炎的诊断标准，纳入重症急性胰腺炎患者的病死率为19.6%，是显著低于国际水平的。

问：医生，发现得了重症急性胰腺炎该咋个办喃？
答：立即送医院！治疗的关键是——越早越好！

对于重症急性胰腺炎患者来说，治疗越早越好。尤其在发病48～72小时能解决肠道功能障碍，让阻塞的消化道通畅起来，风险就能降低很多。

如错过这段黄金治疗时机，有炎症水肿的胰腺可能发生出血、坏死，甚至导致多器官功能障碍等严重并发症，救治难度就会增大很多。

尤其是体弱、伴有慢性病的老年人，一旦发现重症急性胰腺炎，若不及时治疗，非常容易有生命危险。

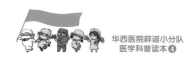

问：医生，重症急性胰腺炎你们咋个治喃？

答：在华西医院，用中西医结合的方法治疗重症急性胰腺炎的特色是上面吃，中间敷，下面灌。

具体如何治，不是我们要保密，而是过程确实太复杂了，就不做详细介绍了。

四、哪些因素会导致 急性胰腺炎？

胰腺是我们身体的消化器官，虽然个子很小，但作用很大：胰腺分泌的胰液中含有大量的消化酶，在食物消化过程中起主要作用。

当消化系统出现一些"特别情况"的时候，消化酶就会出问题，导致胰腺炎。

哪些隐患能算得上是"特别情况"呢？下面让我们一一告诉你。

胆道疾病

胆结石是我们国家胰腺炎最常见的病因，占胰腺炎总体发病原因的50%～60%。当胆总管下端发生结石嵌顿等阻塞时，胆汁就可能逆流入胰管，引起胰腺组织不同程度的损害。这种胰腺炎也被称作胆源性胰腺炎。

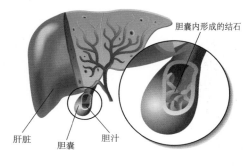

胆囊内形成的结石

肝脏　　胆囊　　胆汁

暴饮暴食和过量饮酒

哈吃憨胀，使劲灌酒，把自己整成急性胰腺炎的这一类患者，每年春节我们急诊科都要收到不少。

首先，筷子只拈肉，吃饱了还要估倒（强迫）往嘴巴头塞。你的胃、肠都遭不住，高脂肪、高蛋白的东西短时间内吃得太多，肯定整个身体都会有反应。如果再加上本来就有高脂血症！哦呵！

胃肠功能紊乱+高脂血症→胆汁和胰液无法正常引流=急性胰腺炎！

其次，喝酒这件事必须要单独拿出来说，过量饮酒真的是会导致急性胰腺炎。酒精和其代谢产物不仅直接损害胰腺细胞，还会间接刺激胰液分泌，引起十二指肠乳头水肿，阻碍胰液、胆汁引流而引起胰腺炎，这种也叫酒精性胰腺炎。

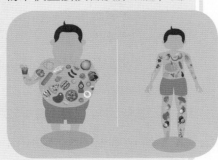

这几年酒精性胰腺炎患病人数呈上升趋势。

肥胖与高脂血症

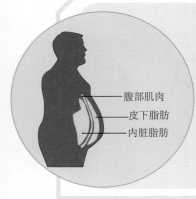

腹部肌肉
皮下脂肪
内脏脂肪

肥胖作为一种慢性炎症性疾病，也是容易促发胰腺炎的。

尤其腹型肥胖是急性胰腺炎的独立危险因素，不仅比腰瘦体型的人更容易发病，发病之后炎症反应更剧烈，器官损伤更严重，并发症更多，病死率更高。

天哪！这么多个"更"心痛有啤酒肚的胖娃儿一分钟……

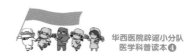
高脂血症引发的一系列问题会引起急性胰腺炎，甚至使胰腺缺血、坏死，引起严重的全身炎症反应，导致多器官功能损伤或衰竭，威胁生命。

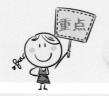

在我国，70% ~ 80% 的重症急性胰腺炎是由于胆结石、暴饮暴食、高脂血症和酗酒引起的。但也不能忽视其他致病因素。

吸烟

我们曾收治过一例18岁有10年病史的慢性胰腺炎患者。从小爷爷左手抱着她，右手吸烟，她8岁就患上了慢性胰腺炎，并反复急性发作。

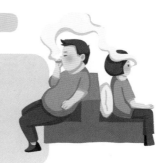

问：那就是吸二手烟嘛，不是应该肺上出问题吗？跟胰腺有啥子关系？

答：当然有关系，吸烟会促使尼古丁等有毒物质进到胆管，随后反流入胰管；有毒物质也会随着血液进入胰腺，主要聚集在胰头，诱发慢性炎症。

其他因素

创伤性胰腺炎

车祸或其他外力直接、间接损害胰腺组织，都会导致急性胰腺炎的发生。

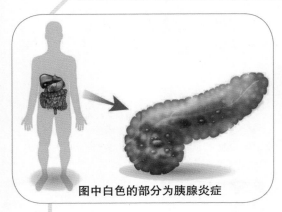

其他疾病所致胰腺炎

如肿瘤、红斑狼疮、蝎子蜇伤、病毒感染、药物因素、高钙血症等。

特发性胰腺炎

这种是找不出到底是啥子原因引起的胰腺炎。

图中白色的部分为胰腺炎症

五、这三类人群要 特 别 注 意！

第一类：孕妇

孕妇绝对是容易中招急性胰腺炎的人群之一，原因主要有以下几点：

① 妊娠期间激素水平变化。

② 胎儿不断长大引起妈妈胆道、胆囊等位置发生变化，导致胆汁引流不畅，容易发生胆汁淤积和胆结石。而上抬的子宫可能压迫胰腺和胆道，引起胰管内压增高，一旦结石引起胰液排出不畅，就可能引起急性胰腺炎。

③ 孕妈妈在怀孕期间添加的各种补品过多，运动较少，导致营养过剩。

妊娠期胰腺炎发病率大约为1‰，部分患者病情严重，会影响自身的呼吸功能而导致胎儿宫内窘迫。

我们曾经收治过一位42岁的二胎妈妈，她突然出现了妊娠期胰腺炎。在从外地转送到华西医院路上，肚子里的宝宝就因为宫内窘迫而死亡了，很快妈妈也发生了急性呼吸窘迫综合征，最后因呼吸衰竭抢救无效而离开了人世。

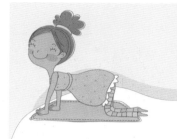

如何预防妊娠期急性胰腺炎？

① 有胆囊结石且反复发作胆囊炎或有过急性胰腺炎病史的，咨询医生后，可以在怀孕前切除胆囊。

② 保持合理、均衡的饮食习惯。现在生活水平普遍提高，一般人都不缺啥子营养，更不要以为女人怀了孕就是两个人在吃饭，饭量就应该是之前的两倍了。妈妈吃得多娃儿就长得好——这是非常错误的观念！

孕妇的饮食必须均衡、健康，严格控制血脂，尤其要避免短时间一次性进食大量的高脂肪、高蛋白的油腻煎炸食物。

③ 保持适量的活动。孕妈妈不要天天躺倒、坐起、拐起（蜷曲），健康的孕妈妈是可以进行适量的运动的，哪怕就是散散步也比不动好。

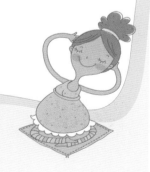

第二类：小朋友

小朋友一样会得急性胰腺炎，由于小朋友对于不舒服的描述没有大人准确，小朋友的急性胰腺炎很容易被漏诊和误诊。

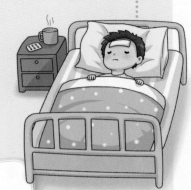

◆**特别提示**：

当小朋友出现以下症状时，就要怀疑可能是急性胰腺炎，赶紧送到医院去排查：

① 吃了东西后，突然发生上腹部剧烈疼痛。

② 大量呕吐胃里面的东西，而且呕吐后腹部的疼痛没有明显缓解。

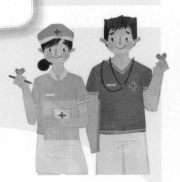

第三类：老年人

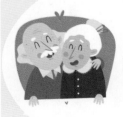

急性胰腺炎对于老年人来说是非常危险的，尤其是有慢性病的老年人，一旦出现上腹部剧痛、呕吐、发热等情况，请直接送到医院。

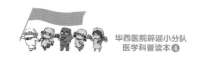
六、如何预防 胰腺炎？

1. 定期体检，掌握胆道疾病、血脂情况。

2. 少饮酒。

3. 控制体重，减肥降脂。

4. 戒烟。

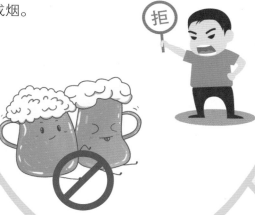

问：医生，你把说胰腺炎说得好吓人哦！我决定了，春节吃素！

答：吃素吃荤不重要，关键是吃啥子都不能暴饮暴食。

猪八戒去西天取经走了十万八千里，一路都吃素，没见他轻二两！

拉肚子、呕吐、肚子痛？
华西医院专家说：
食物中毒引起的
症状不止这些！

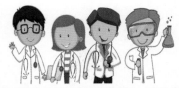

作者/四川大学华西医院　消化内科　杨丽　凡小丽　倪萍

春天，万物复苏的季节，"吃货们"终于有理由更加频繁地出动了。

"天气这么好，哪天约起去喝茶、晒太阳，晚上再吃个串串嘛！"

"油菜花都开了，星期天约一下，去看菜花照相，晚上再去古镇整个毛血旺和肥肠哈！"

"周六我们带娃儿去放风筝，顺便再去整只板鸭嘛……"

然而，美食和春色与共的季节，也是病菌与病毒共生的季节，这不，朋友最近就遭了一盘（一次），上吐下泻的，跑厕所都要跑得虚脱了。

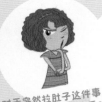

对于突然拉肚子这件事，我最关心可以瘦几斤？

亲妈："这下你晓得了，跍（gū，蹲）厕所有点累哇，之前喊你不要在外面去乱吃你不听嘛！"

闺蜜："莫得事，整几包思密达，几下子就好了！"

男朋友："要不要给你倒杯热水？"

医生："你这个症状多半是急性肠胃炎！"

问： 那得了急性肠胃炎，肯定是与吃了脏东西或者不新鲜的东西有关系哇！

答： 不一定，有很多因素都可能引起急性肠胃炎，而急性肠胃炎也只是食源性疾病当中最常见的一种。

来，端起小板凳，认真来听下我们给你摆关于**食源性疾病的那些龙门阵**。

一、啥子是食源性疾病？

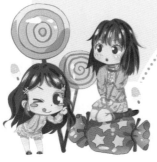

食源性疾病，专业的说法是，通过摄食而进入人体的各种致病因子，如病原菌或有毒物质引起的一类疾病。

说实话，看到"食源性疾病"这几个字，估计很多人都是崩溃的。这个医学名词念起有点绕口，看起又有点太学术，为啥子不取个有点通俗的名字？

其实人家有通俗的名字——食物中毒（不要慌，你在武侠小说中看的那些腹中剧痛、心脉俱断、口鼻流血是中毒，不是食物中毒哦！这是两个概念哈）。

所以，用不专业的话来说，**食源性疾病就是指吃了发霉、有毒、污染、有寄生虫等各种不干净的东西引起的拉肚子、呕吐、中毒等问题的病。**

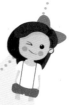

目前，食源性疾病是全球公认的公共卫生问题，发病率居各类疾病总发病率的第二位，每年全世界都有不少人吃、喝了不干净的东西而被感染或中毒。

如：

> 新加坡一中学200名学生食物中毒，卫生部展开调查。
> （2018-07-23 中国新闻网）

> 俄罗斯一夏令营60多名儿童食物中毒。
> （2018-07-23 中国新闻网）

> 日本两县发生集体食物中毒，涉事餐厅被勒令停业3天。
> （2019-02-18 中国新闻网）

> 西班牙米其林餐厅发生集体食物中毒，已致一人死亡。
> （2019-02-24 环球网）

二、食源性疾病有哪些类型？

根据病因，食源性疾病一般分为感染性和中毒性两大类，包括常见的食物中毒、肠道传染病、人畜共患传染病、寄生虫病以及化学性有毒有害物质所引起的疾病。

下面，我们一起来看看这些病毒、寄生虫、毒素都是些啥子，最容易出现在哪些食物中。

第一类：感染性

细菌性食源性疾病有10种左右的常见肠道致病菌，在食源性疾病中是主要的致病因素。如果吃了含有这类病菌的食物，就有被感染的可能，会引起细菌性食物中毒和多种感染性腹泻。

1. 其中最常见的5种致病菌，很容易"潜伏"在下面这些被污染的食物中

- 沙门氏菌："潜伏"在鸡、鸭、猪、牛、羊等禽、畜肉中。
- 副溶血性弧菌："潜伏"在鱼、虾、螃蟹、贝类等水产品中。
- 蜡样芽孢杆菌、金黄色葡萄球菌："潜伏"在剩菜、剩饭中。
- 肉毒杆菌："潜伏"在酸奶、啤酒、豆腐乳、酱油等发酵制品以及肉制品中。
- 李斯特单核细胞增生菌："潜伏"在乳制品中。

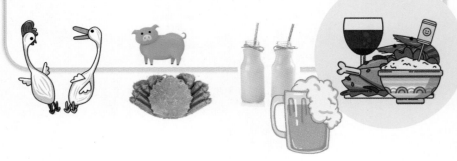

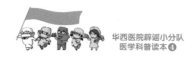

2. 食源性病毒感染

如果是误吃了、喝了有轮状病毒、甲型肝炎病毒、戊型肝炎病毒等感染患者吃过的食物和水，或者用过带有这些病毒的餐具，就容易被感染，感染后会引起病毒性腹泻、甲型肝炎、戊型肝炎等疾患。

3. 食源性寄生虫感染

这个很简单，就是吃了没煮熟或者直接吃生的肉嘎嘎，里面的寄生虫就跑到你肚儿头作怪了！

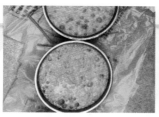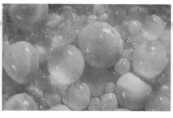

你们猜猜，上面的两张图是啥子东西？

"珍珠？弹力球？明胶？"

不不不，都不是！这是虫，叫肝包虫。这是我们华西医院的医生从一位长期吃生牛肉、羊肉的患者体内取出来的。第二张图是第一张图的放大图。你看，吓不吓人？

除了肝包虫之外，吃生肉和没熟透的肉还可能感染华支睾吸虫引起肝吸虫病，感染阿米巴原虫引起阿米巴痢疾等一堆堆问题。所以，那些生肉、还带些血的半熟肉嘎嘎真的就建议不要吃了！

哦！还有那些没有煮熟的虾子、随便哪个河沟头拣的螃蟹，里面的肺吸虫你们真的不虚（不害怕）嗦？

第二类：中毒性

1. 食源性真菌毒素中毒

在一抹多（很多）的真菌毒素中，最常见的就是黄曲霉素。它主要存在于发霉、变质的食物中，尤其在发了霉、变了质的玉米、大米和花生、瓜子等坚果中非常容易出现。

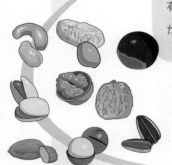

比如吃起来苦纠纠（苦味）的瓜子，有点哈口（脂类食物变味）的核桃、花生，烂了的玉米、大米，这些都有黄曲霉素。

哦，悄悄咪咪给你说，用得太久的木筷子，虽然没有黄曲霉素，但是有细菌无数哦！

由于天气转热，食物很容易变质，食源性真菌毒素中毒在春、夏、秋季的发病率最高。

2. 动物性、植物性毒素中毒

比如吃了毒蘑菇、有毒动物（如河豚）后，产生的毒素会导致中毒。

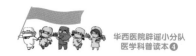

3. 化学性中毒

主要是农药、灭鼠药等的滥用，含重金属、有机磷的化合物及亚硝酸盐等有害物质。

问：医生，他们都说泡菜、腊肉、香肠、熏肉的亚硝酸盐含量都很高，那吃多了也容易中毒哦？

答：泡菜、腊肉等食物内确实含有亚硝酸盐，少量摄入亚硝酸盐是没有问题的，200mg亚硝酸盐才会导致急性中毒。亚硝酸盐没有蓄积效果，也就是说毒素不会累积在体内。

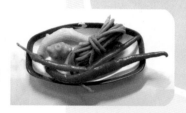

总而言之，致毒物大都是有剂量效应的。偶尔吃泡菜、腊肉等含亚硝酸盐的食物一般没事，但长期、大量吃是不利于身体健康的，故不建议长期、大量吃。

三、遭了食源性疾病有哪些症状？

根据食源性疾病的类型不同，症状也有些区别，这里讲一讲最常见的几种症状：

第一种

常见细菌性食物中毒

① 沙门氏菌中毒。主要由鸡、鸭、猪、牛、羊等禽、畜肉之类的动物性食品引起，潜伏期为12~14小时。

症状：发热、呕吐、腹泻（黄绿色水样便），甚至引起致命的出血性腹泻和各类中毒症状。

② **副溶血性弧菌中毒**。主要由鱼、虾、螃蟹、蛤等海产品、盐渍食品引起，潜伏期多为14～20小时。

症状：阵发性腹痛、洗肉水样粪便、发热。

③ **金黄色葡萄球菌中毒**。主要容易出现在进食剩饭、乳类食品后，潜伏期一般小于6小时。

症状：剧烈呕吐。

第二种

常见真菌毒素和霉变食品中毒

① **黄曲霉素中毒**。黄曲霉素主要出现在发霉、变质的食物中。

症状：急性中毒后主要产生肝、肾损害，食欲低下，黄疸。

② **黄变米中毒**。毒素主要出现在变质、发霉的大米中。

症状：急性中毒表现为神经麻痹、呼吸障碍、惊厥等症状；慢性中毒可发生溶血性贫血。

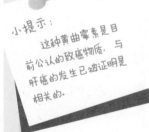

小提示：

这种黄曲霉素是目前公认的致癌物质，与肝癌的发生已被证明是相关的。

第三种

常见有毒动物、植物中毒

① **河豚中毒**。潜伏期10分钟到3小时。

症状：腹泻、呕吐等胃肠道症状。口唇、舌尖、指/趾端麻木，眼睑下垂，四肢无力等神经麻痹症状，逐渐影响呼吸和心血管等中枢，甚至危及生命。

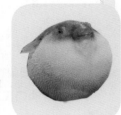

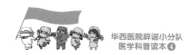

② **毒蘑菇中毒。** 潜伏期15~30小时。

症状： 胃肠炎、精神症状不好，重者可有溶血，肝、肾损伤和神经精神症状，严重的也会要命哦。

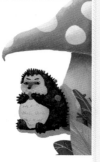

第四种

常见化学性食物中毒

亚硝酸盐食物中毒。潜伏期较短，不超过3小时。

症状： 口唇、指甲及全身皮肤发绀等组织缺氧表现。

四、遭了食源性疾病该如何治疗？

如果出现食源性疾病，立即送往医院！
治疗方法总的来说是采取对症治疗。

1. 对胃肠道症状（比如恶心、呕吐、腹泻），容易导致脱水和电解质失衡，要防止脱水和电解质失衡需要输液或者补充生理盐水等。

2. 对细菌感染（比如细菌性痢疾）就需要用抗生素治疗。

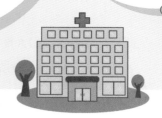

3. 对寄生虫性食源性疾病，要应用抗寄生虫药物治疗。

4. 对化学物质导致的食源性疾病，需要特异性解毒治疗。

5. 手术治疗：除了药物治疗外，有些食源性疾病可能需要手术治疗，如肝包虫、肝脓肿、脑室囊尾蚴病等。

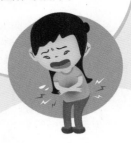

一般来说，**情况不太严重的急性食物中毒，3～5天就会基本痊愈**，如果觉得身体状况很不好，就要赶紧去医院，不要想着自己吃点止拉肚子的药，睡一觉，多喝点热水就会好了，毕竟你自己不晓得到底是吃了啥子遭了中毒的，更不晓得是哪种食源性疾病引起的。

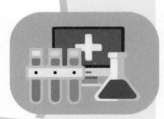

如果有休克症状（如手足发凉、面色发青、血压下降等）**及神经精神症状**（出现幻觉、手足麻木）等，**就要赶紧去医院做大便化验和查血**，检验结果可以帮助医生找到病因，对症下药！

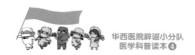
五、关于食源性疾病还有这几个问题

问题1： 用高温蒸、煮能不能把细菌、毒素消除？

答： 高温对有的寄生虫、细菌是有作用的，但并不是说只要经过高温蒸、煮的食物吃了就绝对不会得食源性疾病。

比如，黄曲霉素就不买高温的账，连紫外线消毒柜对它都莫得办法。因为黄曲霉素裂解温度为280℃，一般烹饪方法对它莫得啥子影响。所以对**长了霉的大米、玉米、花生**，不要有洗一洗、蒸一蒸、煮一煮就可以安心吃的想法。只要闻到气味不对，长了霉，建议你们**全部倒掉**！

问题2： 老父亲、老母亲总是舍不得那些有点坏了的土豆、水果，说是把坏了的那一块挖了、削了，好的部分还可以吃，对不对喃？

答： 不对！因为土豆或水果坏了会产生毒素引起人生病，尤其老年人更应该注意。但凡坏了的食物，请直接甩了！

可能不是只有你的老父亲、老母亲才是这样啊！但是，不管他们有好犟，还是要不停地给他们说吃坏食物的危害。悄悄跟你说：如果当面不好丢，就背到他们悄悄丢嘛……

更不要想到你不吃的给狗儿、猫儿吃，它们吃了生了病未必你还跑得脱？

问题3： 有时候吃得太辣，第二天也会拉肚子，那海椒算不算是食源性疾病的病因喃？

答： 吃海椒引起拉肚子的原因主要是辣椒素刺激肠黏膜上皮细胞，从而引起肠道运动功能紊乱导致的。干净卫生的海椒也并不是病原菌或有毒物质，所以它不是食源性疾病的病因。

六、要想吃得安心，这5个建议要记好!

问: 医生，看了你们讲的那些内容，感觉现在啥子都不敢吃了!

答:看了这些就不敢吃了? 还好意思说自己是"吃货"?! 为了让大家更加放心地当"吃货"，远离这样细菌、那样毒素，下面这五个来自世界卫生组织（WHO）的建议，你们可以拿小本本记下来哦!

1. 保持清洁

洗手有多重要，啥子时候该洗手，在这里不用我们再啰唆了吧!

厨房要随时打扫干净，偶尔消毒。啥子偷油婆（蟑螂）啊、耗子啊那些，喊它们爬远点!

装生食的碗碗钵钵也不要和装熟食的混用哈!

2. 生熟分开

生的肉和熟的肉要分开装。

切生食的菜板、刀要和切熟食的分开专用。

3. 烹饪食物要熟透

烹饪食物要彻底做熟，尤其是肉、禽、蛋和海产品。

汤要烧滚开，在食用前应确保达到70℃（等放温了再吃）。

再次加热熟食时，一定要加热彻底。

4. 保持食物的安全温度

在室温下，熟食不能存放2小时以上，尤其在20℃以上的天气，最容易变质和滋生细菌。

所有熟食和易腐烂的食物要及时冷藏（最好在5℃以下）。

熟食在食用前应保持较高的温度（60℃以上），但没喊你滚烫的时候就开始吃哈!

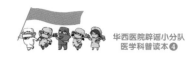

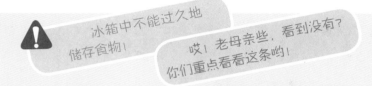

冰箱中不能过久地储存食物！

哎！老母亲些，看到没有？你们重点看看这条哟！

冷冻食物不要在室温下解冻。室温下解冻时间比较长，容易被细菌污染。

这里顺便就给大家说说**冷冻食物正确的解冻方法：**

第一步：应提前把食物从冷冻层拿出，放到冷藏室内搁置一段时间。

第二步：取出食物，用微波炉的解冻档解冻，但不能加热到食物变软。

第三步：将还未变软的食物取出放在室温下搁置到完全解冻即可。

5. 使用安全的水和原材料

不要随便用山沟沟、河沟沟的水来煮饭、煮菜，甚至饮用。

水果和蔬菜要洗干净。

不吃超过保鲜期的食物。

除了来自WHO的这些提醒，还有来自华西医院的重点啰唆——那些明明晓得是有毒的东西或者不晓得有莫得毒但是来路不明的东西，千万不要吃！

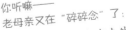

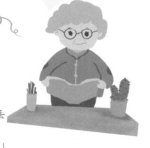

你听嘛——

老母亲又在"碎碎念"了：

"你二天（以后）少去外头歪摊摊吃饭了哈！"

忍无可忍，气沉丹田，仰天长啸，一气呵成：

"你要喊我少去外头吃饭可以，但——
麻烦你把冰箱里头放了4个月的油酥花生米倒了！
"麻烦你先把柜子里头不晓得放了好多年的橄榄油丢了！"

嗯，以上纯属"意念"回复，切勿口头模仿，后果自负！

毕竟晚上还要回家吃老母亲做的干煸鳝鱼……

咳嗽紧倒*不好？
除了感冒、支气管炎，你娃可能是遭了结核病哦！

作者／四川大学华西医院 呼吸与危重症医学科结核病房 陈雪融 曹金秋

前几天，一个老同学到华西医院看病，据说一个多月都在咳咳耸耸（不时咳嗽的样子）就没断过。

感冒药吃了，莫得用！

糖浆、枇杷膏，各种清热润肺的凉茶、凉汤喝了，莫得用！

火锅、串串戒了，加湿器开起，莫得用！莫得用！

最后扛不住到医院里去拍个片子，显示"肺部钙化灶、纤维条索状阴影"……一下子，整个人都"不好"了！

"阴影？！医生，我是不是得了肺癌了哦？！不就是得了感冒了嘛，咋个一下子那么凶了喃？"

"你不是感冒，更不是肺癌！结合你查血和其他检查结果，你是得了肺结核！"

"什么？我一个天天在写字楼上班，最重的体力活就是对到电脑打字。不抽烟，不喝酒，不到处乱晃，屋头随时打整得干干净净的一个人，居然会得肺结核？！"

（一说起肺结核，每个人脑海里就会回想起小时候看过的影视剧情节：剧中人拿起手帕蒙到嘴咳嗽，咳一咳，手帕里面就是一口血……）

"都2019年了，还会得肺结核啊？"

是的，不仅会得，其实**目前全世界有1/3的人都已经感染了结核分枝杆菌！**

下面，作为专门研究结核病的我们，就来跟大家科普一下，**为啥子这么多人都会得结核病，又有哪些方法可以预防呢？**

---

* 在四川方言中，"紧倒"指某种动作长时间、持续不断。

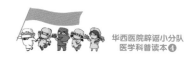
一、结核病真的还有点凶险

结核病是由结核分枝杆菌引起的**一种慢性呼吸道传染病**，可侵入人体全身各个器官，主要侵犯肺脏，以肺结核最常见，此外还有骨结核、肾结核、肠结核……

结核病**潜伏期长、传染率高、致死率高**，全世界约有1/3的人感染，而人群自愈的概率仅约1/5。

结核病是目前世界上每年传染病中致人死亡最多的疾病，而**我国是结核病疫情较为严重的国家**。

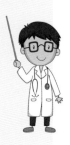

结核病的形成过程

第一阶段：结核分枝杆菌进入巨噬细胞并在其中生存。

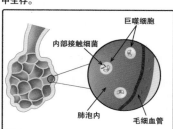

第二阶段：淋巴细胞被激活，游走到巨噬细胞附近释放细胞因子，巨噬细胞释放杀菌物质。

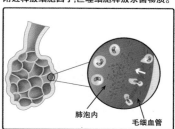

第三阶段：干酪样中心形成结节（肉芽肿）。

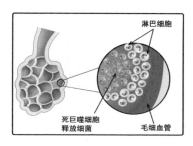

第四阶段：肉芽肿释放结核分枝杆菌，细菌扩散至他处。

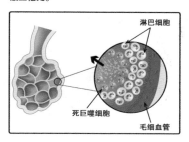

二、结核病是咋个传染的?

10个人里面就有3个人感染了结核分枝杆菌,这比例也是有点吓人了。

大多数结核分枝杆菌经呼吸道传播,少数经消化道等其他途径传播。比如你对面有一个结核病患者,他咳嗽、咳痰、打喷嚏、大声说话、口水乱飙,结核分枝杆菌就会通过空气传播,而你吸入之后就可能遭感染。

尤其是在人口密集、通风不良的场所,如果其中一个人患有结核病,那真的可能让多人遭殃哦!比如,在人多、通风差的网吧,真的是传播结核病的"好场所"。

被结核分枝杆菌传染后
(结核分枝杆菌对血管破坏的表现)

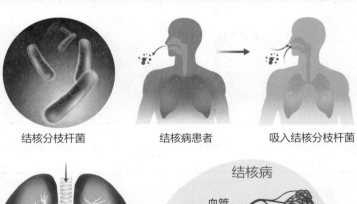

结核分枝杆菌　　　　结核病患者　　　　吸入结核分枝杆菌

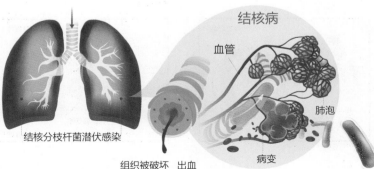

结核病

血管

肺泡

结核分枝杆菌潜伏感染

组织被破坏　出血　　　　　病变

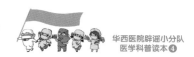

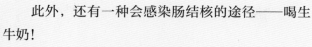

此外，还有一种会感染肠结核的途径——喝生牛奶！

有些人觉得直接喝从奶牛身上挤出来、没有经过煮沸的新鲜生牛奶营养价值高，但是生牛奶里面不光是有营养素，还可能含有结核分枝杆菌哦！喝进肚儿就可能遭肠结核！

但大家也不要慌，在这里有两个重要的概念要告诉你们：

1. 不是所有的结核病患者都具有传染性

当痰涂片显示结核分枝杆菌呈阳性，才说明有较强的传染性；痰涂片结核分枝杆菌呈阴性但痰培养结果呈阳性，有微量传染性；而痰涂片结核分枝杆菌呈阴性且痰培养结果也呈阴性，那就不传染。

不过，也并不是说，不具有传染性的结核病患者就可以随意到处晃了。比如，按照相关规定，学校里老师或同学患了肺结核，即使痰涂片呈阴性，也需要治疗4个月后到定点医院开证明才能办理复学、复工。

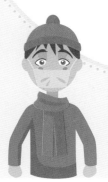

2. 不是所有感染了结核分枝杆菌的人都会得结核病

被结核分枝杆菌感染之后2年发病风险最高，有5%～10%的概率发展为结核病。也有人抵抗力好，终身都不发病，也一直都没有结核病的症状。

问：医生，那一辈子都没有啥子症状的人，得
不得传染喃？

 答：一般结核病潜伏者莫得症状，即使有也就
是表现为皮肤的红斑点，还有关节痛等过敏
样反应，这些人是不会传染人的。

 问：那有没有啥子方式可以晓得是否已经感染
了结核分枝杆菌呢？

 答：除了看症状之外，还有一种就是去医院做
PPD皮试或抽血、查血，做γ－干扰素释放
试验。不过，普通人真的不用这么紧张，做
好相关预防措施，定期体检更重要。

三、哪些人更**容易**被感染？

免疫力低下的人都容易遭！

① 有不良生活习惯和不良饮食习惯的人。如
熬夜、吸烟、饮酒；偏食、挑食等。

② 特殊人群。孕产妇、老人、孩子。

③ 患有削弱细胞免疫力的疾病的人。如艾滋
病、糖尿病、尘肺病、肿瘤如头颈部肿瘤、需血液透
析的尿毒症、胃大部切除的患者等。

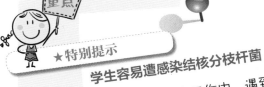

重点

★特别提示

学生容易遭感染结核分枝杆菌

　　我们在临床工作中，遇到不少初中、高中学生结核病患者。因为课堂环境是多人聚集，容易互相传染，再加上学习压力大、锻炼少、睡得晚、起得早，身体抵抗力下降，结核分枝杆菌就容易乘虚而入。

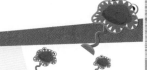
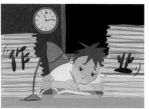

四、得了结核病可能有哪些症状？

　　常见症状：

　　咳嗽、咳痰、咯血、胸痛、潮热、发热、盗汗、消瘦、女性月经不调或闭经。

　　不常见症状：

　　皮肤红斑、关节痛、口腔溃疡。

　　这些症状虽然看起来和结核病好像莫得关系，但可能正是结核分枝杆菌引起的人体过敏反应！

　问：医生，感冒、咽炎、支气管炎都也会咳嗽，那我咋个区分呢？

　答：不用想那么多！这里有一招告诉你们，记住就行了！

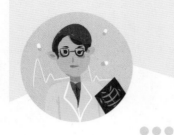

如咳嗽、咳痰超过两周都没有缓解，或者出现咯血、盗汗、发热与消瘦等症状，就要怀疑是不是遭了结核病。请直接去正规医院的呼吸科、感染科或者结核专科医院去筛查哦！

所以我们建议：健康人群一年至少应该做一次胸部X线片或者CT。

如果你身边已经有人遭了结核病，或者你本身就是结核病高风险人群（比如患有**削弱细胞免疫力的疾病**），即使你莫得任何症状，最好半年就去正规医院检查一次。一旦发现肺部有阴影，及时就诊。

控制"剁手"的难度就相当于控制咳嗽！

五、结核病的治疗

结核病具体治疗就真的很复杂了，去正规专业的医院，乖乖听医生的话就对了。

反正你**越拖得久，结核病治愈的可能性就越小，**而且由于没有得到正规治疗，结核分枝杆菌会通过血液传播到身体的其他部位，会出现并发症，比如脊椎疼痛、背痛、僵硬，关节损伤，脑膜炎，肝脏或肾脏问题，心脏病，等，严重的甚至还会致命。

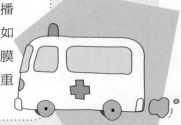

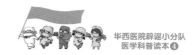
给结核病患者的 6 大提示

▲ 如果有结核病的症状，及早治疗治愈的可能性更大，不要有心理障碍。

▲ 不要擅自减药或停药，出现不良反应不要私自停药或换药，及时门诊随访，根据医生的建议调整治疗方案。

▲ 结核病患者的痰液应吐在加盖的痰杯中，经消毒液浸泡后再丢弃。

▲ 注意休息和营养。

▲ 下面这几样东西不要碰：

　　◎ 不吃茄子(结核病患者对茄子过敏)及不新鲜的海鱼尤其是无鳞鱼（如带鱼），容易引起过敏。

　　◎ 不要碰烟、酒。烟、酒会影响治疗效果。

　　◎ 不能用牛奶下抗结核药物。牛奶容易降低药效及引起耐药。两者服用时间最好间隔2小时。

▲ 注意公众卫生，无论是否具有传染性，去人员密集型场所请自觉佩戴口罩（最好使用一次性使用医用口罩）。

六、普通人如何预防结核病？

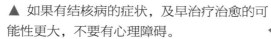 问：医生，我感觉你这一道就是"伪命题"，人不可能不呼吸，我咋晓得这口气吸进去的是不是带有结核分枝杆菌的空气喃？哎，要我说，这个病莫得啥子预防头！

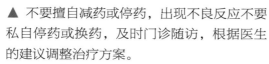 答：不忙，等我把话说完——不是莫得预防头，而是很有预防头，来看下文。

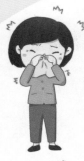

打喷嚏用纸遮，
病菌不乱飞，
没带纸用手肘，
病菌不乱游。

● 咳嗽、打喷嚏的正确方法

咳嗽时用纸巾捂住口、鼻，并及时洗手；不随地吐痰；不近距离大声说话。

打喷嚏的正确方法：打喷嚏时首选用干净的纸巾遮住口鼻，然后把沾有飞沫的纸巾丢到垃圾桶内。如果暂时没有纸巾，用手肘遮挡可尽量减少病菌的传播。

看清楚哈，不是喊你拿手板儿心去挡喷嚏哈！不然你没来得及洗手，东摸西摸，跟别人握手，又把病菌带出去了。

● 少去凑热闹打堆堆，做好个人卫生、环境卫生

如果要去人多、空气不好的地方，建议戴口罩。对普通人来说，戴一次性使用医用口罩就可以了，密切接触结核病患者的人需要佩戴专业的防护口罩。

胖娃儿："哈哈哈哈哈！终于有种扬眉吐气的感觉了！！"

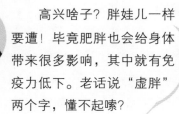

高兴啥子？胖娃儿一样要遭！毕竟肥胖也会给身体带来很多影响，其中就有免疫力低下。老话说"虚胖"两个字，懂不起嗦？

● 良好的饮食、生活习惯

合理饮食，锻炼身体，增强身体抵抗力，不要熬夜！

另外，想减肥的人，不要只节食不运动，这样会拉低免疫力水平，结核病又偏偏喜欢找这些瘦弱且免疫力低下的人。

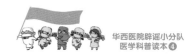
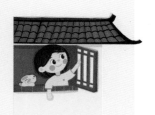

● 保持室内通风

1～5μm大小的结核分枝杆菌微滴可以在空气中飘荡长达5小时，及时开窗通风保持室内空气流通，让这些病菌飘起走，**真的很重要**！尤其是长时间人员比较密集的地方如教室、格子间办公室、网吧等，一定要保持通风。

● 新生儿要及时锔一针卡介苗

卡介苗是一种无毒的牛分枝杆菌活菌疫苗，接种后可以让没有受过结核分枝杆菌感染的人获得对结核病的特异性免疫力。

很多宝宝生下来第一针疫苗就是卡介苗。各位新"上任"的爸爸妈妈，这件事情千万不要忘了！

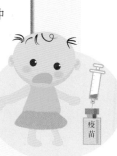

问：新生儿接种了卡介苗后是不是就不得遭结核病了？

答：不一定。对新生儿及儿童来说，卡介苗主要是预防结核性脑膜炎或粟粒型肺结核等重症结核病。

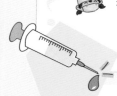

● 家里有结核病患者的，需要注意日用品、餐具的经常消毒。

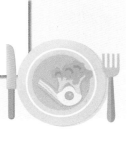

七、关于结核病还有这些问题

 问：有传染性的结核病，如果已经治愈，是否不再有传染性？

答：是的。其实传染性结核病在痰菌阴转后就不再传染人了，治愈后就更不会传染人。

 问：得了肺结核能不能结婚生娃娃？

答：可以。肺结核患者在治愈后是可以结婚的，而至于怀孕，在抗结核治疗期间不能怀孕，治愈后停药半年可以开始备孕。

如果准备怀孕时查出是陈旧性肺结核或盆腔结核就暂时不能怀孕，因为孕期抵抗力下降结核病容易复发。对于从来没有治疗过的陈旧性肺结核同样需要预防性抗结核治疗3个月到半年，停药半年后再怀孕。

 问：得了肺结核，会不会发展成肺癌？

答：一般不会，但是有的结核病好了之后会留下陈旧性病灶，以后是有可能恶变的，比如瘢痕癌，但这种可能性很低。

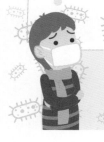

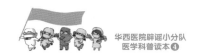
所以，建议肺上有陈旧性肺结核病灶的患者，即使肺结核好了，每年也去做个胸部CT复查，看看病灶有莫得变化！

问：跟肺结核患者分碗筷使用，是不是就可以防止被传染？

答：肺结核患者餐具专人专用是对的，但只是分碗筷使用还不能幸免感染哈！前面都说了得嘛，还要注意咳嗽、打喷嚏、说话的方法、痰液管理及室内通风和消毒等。

问：我都咯血了，是不是遭肺结核了？

答：不一定，呼吸系统疾病除了肺结核，其他病如支气管扩张、肺炎、肺癌都有可能引起咯血；还有循环系统疾病、全身出血倾向性疾病、外伤等都可能引起咯血。另外还需要跟口腔、咽、鼻出血以及呕血相鉴别，具体要去医院找专业的医生诊断。

所以说，

咳嗽不一定是感冒，有可能是肺结核；

咯血不一定是肺结核，有可能是先天性心脏病；

心累不一定是先天性心脏病，有可能是遇见你；

流泪不一定是遇见你，有可能是感冒。

这世界就是一个"闭环"！

成人药撇一半，
靠果汁、牛奶吞药，
这些给娃娃喂药的误区，
你敢说你们家莫得？

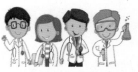

作者／四川大学华西医院 临床药学部 樊 萍 何璐璐 杨梅梅

审稿药师 徐 珽 费小凡 金朝辉

说起给娃娃喂药，相信"机智"的家长们会有各种高招：

"娃娃感冒了，在医院开的药又吃完了，咋办？"

"莫得事，撇半颗大人的药，先给他止住，免得整凶了！"

"药太苦了，娃娃不想吃，咋办？"

"莫得事，端杯牛奶或者果汁伙起（混合），免得药吃不进去更恼火！"

"那种颗颗药娃娃不想吞，咋办嘛？"

"莫得事，把药压烂，放点糖再加点水，一火（火：量词。此处指一次）就吞下去了！"

"哦呵，娃娃中午的药搞忘吃了！"

"莫得事，晚上多吃一颗就把中午的补起了！"

……

问：医生，我预感你要说这些做法都是错的哇？！

答：是的，这些确实是有问题的喂药方式！这些做法不仅不会莫得事，而且还可能会出大事，可能让娃娃药物中毒甚至危及生命哦！

下面，我们临床药学部的药师就来给大家讲一讲，上述**给娃娃喂药的那些方式为啥都有问题！**

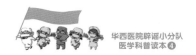

误区 1
成年人的药，撇一半给娃娃吃

娃娃感冒、咳嗽、肚子不舒服了，好多家长的第一反应就是要去翻药箱箱儿。如果没有找到娃娃可以吃的药，不管他三七二十一，大人的感冒药、咳嗽药、腹泻药先撇一半给娃娃先吃了再说。

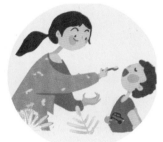

问：医生，这些药我们大人吃了都有效果，娃娃吃了肯定也有效果噻！再说了，我们给娃娃喂药也不是乱来的，比如我体重50 kg，一次吃一颗药，娃娃10 kg我就只给他撇 1/5，这个应该莫得啥子问题噻？

答：乱来嗦？你体重50 kg一次吃一颗感冒药，但也没听到说过体重100 kg的人就要吃两颗药的！

给儿童用成人的药，不管你是撇一半还是撇一点点，做法本身就是错误的。为啥？下面我们就来具体讲一讲。

原因1：

儿童生长发育还没完全成熟，用成人药可能会给他们造成药物中毒甚至带来身体的潜在危害。

药物的主要代谢器官是肝脏，而儿童肝药酶系统尚未发育完全，会延长药物的半衰期，这样药物的血药浓度及毒性作用会加大。另外，儿童的肾功能也没有发育健全，可能造成蓄积中毒。

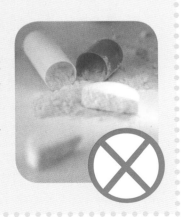

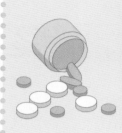

比如常用的喹诺酮类抗菌药物（如诺氟沙星、环丙沙星），是有年龄段限制的。说明书明确规定18岁以下禁止使用，如用药不当会影响儿童的骨骼发育或造成关节软骨损害。

在医院里头，医生也偶尔会遇到因为家长不当喂药而造成儿童药物中毒的情况。

"因用药不当，我们国家每年差不多有3万名儿童耳聋，约有7000名儿童死亡。"

这句吓人的话不是我们说的哟，是国家食品药品监督管理总局、南方医药经济研究所等开展调查后，发布的《2016年儿童用药安全调查报告白皮书》里面说的哦！

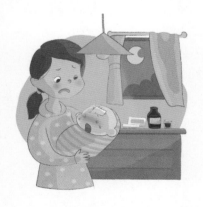

原因2：

儿童有自己的生理、病理特点，即使和成年人得了同一种疾病，但疾病的发展和症状有可能都不一样，相应使用药物的类别、品种、规格、剂型、剂量肯定也就不一样。

正确的服药方法：

儿童不舒服的时候，请带到正规的医院，请儿科医生诊断后开药。有些药没有专用的儿童剂型，至于能不能用，到底咋个用？请专业医生或药师来判断，而不是靠家长"自己跟着感觉走"。

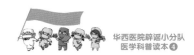
误区 2
用牛奶、果汁伙起当成温开水送药

家长 A：给娃娃吃这些苦纠纠（苦味）的药，吃半片还更难咽，给他喝点果汁，伙起一口就吞进去了！我发现，这还真是个好办法喃！

家长 B：要不得哦！牛奶、果汁和药一起吃要影响药效。我就是等娃娃吞了药，马上让他喝口果汁或者马上吃点水果！

答：家长些，不管你们是把药和牛奶、果汁、水果同时吃，还是先后吃，这两种方法都是错误的！

尤其是后面这种"机智"的家长，喝进去的果汁、吃进去的水果和吞进肚子里的药没有间隔几秒钟，请问又和同时吃有好大差别呢？娃娃的消化道又不是榨汁机，难道这几秒钟内药就迅速地消化吸收了？！你们自己先想想看呢？

果汁或水果：

因果汁、水果含有大量的维生素、果糖、果酸等，属于酸性液体，果酸会中和碱性药物，或使药物提前分解，从而影响碱性药物的疗效。

比如用果汁送服小苏打片等碱性药物，酸碱中和会使药物失效；送服复方新诺明等磺胺类药物，则会降低药物的溶解度。甚至，在果汁、水果制造出来的酸性环境中，还可能会增强药物的不良反应。

比如对成年人来说，在吃某些降压药时喝西柚汁，不仅要影响药效，还会抑制肝脏中的药物代谢酶，使药物的浓度升高，可能出现毒性反应。

牛奶：

　　因牛奶中含有大量钙、铁、镁等矿物质，可能与抗菌药物如四环素类、甲硝唑等形成不溶性螯合物；与铁剂等在十二指肠吸收部位发生竞争性抑制。

　　而牛奶中的蛋白质可与葡萄糖酸钙、氢氧化铝等钙、铝制剂形成沉淀……一旦发生这些情况，不仅影响药物吸收，导致药效降低，甚至还会造成药物完全失效。

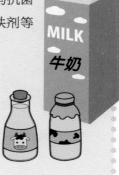

　　小提示：不是所有的药物都不能用牛奶送服，但能够用牛奶送服的药，说明书上一定会明确写清楚的，所以家长一定要看清楚说明书再用药噢！

正确的服药方法：

　　不管大人还是娃娃，吃药的时候最好用温开水送服，**吃药与喝果汁、吃水果之间最好要间隔 1 个小时哦！**

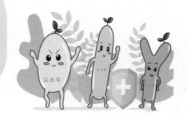

　　问：医生，为啥子温开水最好？冷的水或者是热的水吃药不得行啊？

　　答：在有条件的情况下最好用温开水送服药。因为水有保护和润滑食管的作用，同时能加速药物在胃肠道的溶解，促进吸收，加速排泄，减少毒副作用。如果实在莫得条件，冷开水也是可以送服药的！

　　至于烫嘴的水，像维生素、助消化类药物、妈咪爱等**益生菌类药物，遇到热水都容易影响疗效**，更不要说烫的水了。再说了，那么烫的水，你要喝得进嘴嘛？！

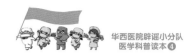

误区 3

糖和巧克力伙起送药

问：医生，你不晓得给娃娃喂药真的伤心啊！可不可以吃完药后给娃娃一颗糖，或者巧克力？不然喂不进得嘛！

答：糖和巧克力伙起药吃的事情确实有必要单独给大家说一下。

糖：

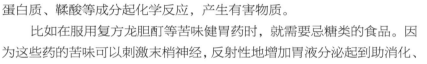

糖不仅能抑制某些药物的药效，干扰矿物质和维生素在人体肠道的消化吸收；糖还能与某些中药中的蛋白质、鞣酸等成分起化学反应，产生有害物质。

比如在服用复方龙胆酊等苦味健胃药时，就需要忌糖类的食品。因为这些药的苦味可以刺激末梢神经，反射性地增加胃液分泌起到助消化、增加食欲的作用。而吃了糖把苦味掩盖了，肯定就会减少药效。

此外，蜂蜜、麦芽糖、枣、饼干及含糖多的馅类食品，可能会与解热药形成复合体，影响药物初期的吸收速度。

巧克力：

巧克力属于含酪胺食物，在使用具有单胺氧化酶（MAO）抑制作用的药物（如司来吉兰、异烟肼等）期间及停药 7 天内不能吃。

因为，在吃这些药的同时，MAO 处于抑制状态，酪胺大量进入血液循环或存留体内，兴奋交感神经末梢释放大量去甲肾上腺素，致血压升高，甚至发生高血压危象。

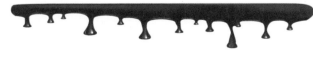

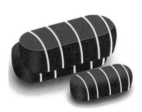

此外，巧克力含有草酸，与钙剂合用时会形成不溶性草酸钙，从而影响钙的吸收。所以，家长劝娃娃吃苦药，最好不要用糖啊、果汁啊、糕点等做奖励，应该在吃药后立即漱口，娃娃的感受会好一点，也会相对配合。要不然，给娃娃买个车车啊，布娃娃啊，乐高啊那些做个奖励也可以嘛！

误区 **4**

一整颗药娃娃吞不下，碾碎了再喂

把颗颗药压烂，或者把胶囊的壳壳取了把粉粉倒出来，加点白糖，再兑点水让娃娃一口喝下去！这样子的办法，好多家长都用过是不是？

家长 C：是嘎，我妈说我小时候吃药不乖，要这样才喂得进去！现在实践了一下，真是个喂药的好办法！

答：这个所谓"好办法"实际上是不科学的。如果所有的患者服药都可以像你这样做，那药厂就直接生产加糖的口服液就对了嘛！

口服药物能不能压成小颗颗或者要不要胶囊壳壳，是由药物剂型和理化性质决定的，而不是由吃药的娃娃和家长的心情决定的！

原因：

有些药就是要求囵（kún，完整）吞的。一般情况下，肠溶衣片（胶囊）、缓释、控释制剂就有这个要求。

①有些药制作成胶囊，是为了满足药物性质及临床需要，不仅可以掩盖不好闻的气味，还可以避免药物在胃中被破坏，或减少药物对胃的刺激，使药物在肠道被吸收而起到应有的治疗作用。

②缓释、控释制剂具有特殊的渗透膜、骨架等结构，如果把它弄碎或倒出来吃，结构会被破坏，失去控释或延缓药物释放的价值，不能达到预期目的，甚至导致药物不良反应的增加，出现毒副作用。

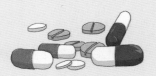

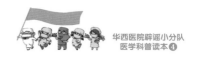

小提示： 有些药又要求必须要嚼烂才能吃。比如硫糖铝、铝碳酸镁等药物，需要在饭前半小时或胃痛发作时嚼碎服用，这样药物经咀嚼后分散成微小颗粒，覆盖在消化道黏膜上形成保护膜，使发生炎症或溃疡的黏膜尽快愈合。

正确的服药方法：

用药前仔细阅读说明书，或者问清楚医生、药师，了解哪些药物是必须嚼碎后吃，哪些药物不能掰开吃，哪些药可以掰开但不能压烂吃…… 虽然很麻烦，但为了你们家的小乖乖的健康，这点麻烦也不算啥了！

误区 5
上顿药忘吃了，下顿多吃点补起来

想必这种吃药的错误做法很多家长也干过，总觉得一天三顿的药只吃了两顿，干脆晚上那顿就多吃点，补起来才能保证药效。

生活中确实可能出现这样那样的突发状况，会影响吃药的规律性。但是，这种"合二为一"的加量吃法是医生坚决不允许的！

原因：

给娃娃加量吃药，容易引起药物不良反应，甚至引起药物的毒性反应。

请问你家娃娃如果中午饭没有吃，你是不是晚饭连同午饭一并让他吃下去嘞？吃饭尚有定量，何况是吃药哦！

比如市面上常见的感冒药，大多含有对乙酰氨基酚，它主要用来缓解发热和头痛，娃娃大量使用，并不会加快症状的好转，还会增加对乙酰氨基酚的摄入，从而增加肝脏损害的风险。

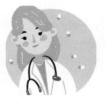

正确的服药方法：

大多数药物如感冒药、抗菌药物、维生素、免疫调节剂等，漏服了一次千万不要下次加量吃！

如果漏服药物的时间还没到正常用药间隔时间的一半，可以按原量吃一次；如果漏服药物时间已超过用药间隔时间的一半以上，就没有必要补服了，下次正常服药就行了。

再强调一句，这条规则同样适用于大人哈！

误区 *6*
泡腾片不泡水直接放在嘴里吃

泡腾片应该咋个吃？我们也经常被患者追到问："这个泡腾片为啥子非要泡水喝嘛，太麻烦了！可不可以直接丢在嘴巴里面，再喝点水等它化了，得行不嘛？"

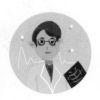

答：不得行！

央视纪录片《见证》曾经播出了一件让人痛心的事：一个家长直接把泡腾片放在娃娃口中用水送服，导致年仅1岁半的娃娃因脑部缺氧时间过长最终窒息死亡。看嘛，那个心急的家长使用了错误的服药方式铸成大错，这不是药师吓你们，是真真实实的案例啊！

所以，千万不要把泡腾片直接放在娃娃口中用水送服！一般泡腾片都又甜又香，娃娃以为是糖就直接朝嘴巴头放，一不小心就容易出大事情！

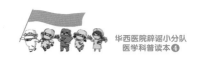

原因：

　　泡腾片是利用有机酸和碱式碳酸（氢）盐反应做泡腾崩解剂，只要放在水里头马上就会发生泡腾反应，生成并释放大量的二氧化碳气体。直接把泡腾片放入口腔，药物崩解的全过程都是在口腔里面进行，短时间内会生成大量气体，影响呼吸，甚至出现窒息。况且泡腾片在没有完全分解的情况下，更容易黏附在幼儿细小的喉管上，引起卡喉窒息。

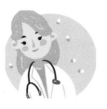

正确的服药方法：

　　服用泡腾片，建议用100～150 ml的凉开水或40℃左右的温开水浸泡，待完全溶解或气泡消失后再喝。哦！对了，泡腾片也不要用烫的开水泡哈！

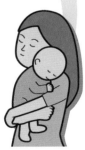

是的，
都晓得那个药品说明书看起来打脑壳（费脑筋）得很，
喂娃娃吃药也打脑壳得很，
但是，
如果不好生研究那张说明书，对照说明书来用药，
如果不好生遵从吃药的正确方式方法，
如果不好生听医生和药师的话，
二天（以后）打脑壳的，
可能不是吃药这一瞬间，而是娃娃这一生哦！

娃娃**耳朵**形状长得怪，扯一下就对了？

华西医院专家说：

不要再扯了，快带他去医院！

作者 / 四川大学华西医院　耳鼻咽喉头颈外科　赵 宇
四川大学华西医院上锦分院　耳鼻咽喉头颈外科　高 燕

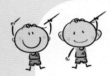

当了妈老汉儿的各位，你们最大的愿望是啥子？

"娃娃乖，学习好！长大了找个好工作！有个好归属！"

"说现实点的，那当然就是身体健健康康的啰！"

是啊，自从当了父母以后，最揪心的就是娃娃咳嗽、发热、肚子痛了，每次都巴不得不舒服的是家长自己。

家长在很关注娃娃健康的同时，却经常忽略一些以为不是病，但其实是病的病。比如右图这样的耳朵，是人们常说的招风耳！

还有那种感觉没长伸展（漂亮）的隐耳。

招风耳

问：医生，如有这种感觉没长伸展的隐耳，经常给娃娃扯一扯、拉一拉、睡一睡，长大了就对了得嘛！

答：不对哦！这种耳朵扯是扯不好的！这真的是一种病，叫耳郭畸形，患病的娃娃生下来就有。耳郭（也叫耳廓）是外耳的一部分，主要由软骨构成，有搜集声波的作用。有耳郭畸形的婴儿大多数通过**早期矫正**就能恢复正常，但如果拖延，就只有做手术了。

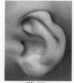

隐耳

下面，我们就来跟家长讲一讲，什么是**耳郭畸形**？**耳郭畸形**应该咋个治，啥时候治疗最好！

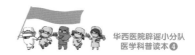

一、关于**耳郭**畸形

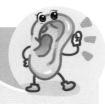

正常的耳朵是这样的：

不正常的招风耳是这样的：

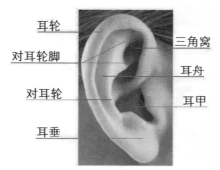

耳轮

对耳轮脚

对耳轮

耳垂

三角窝

耳舟

耳甲

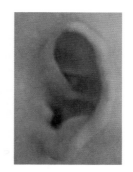

　　耳郭畸形是一种常见的耳朵疾病，简单来说，就是在结构或者形态上出了一点点问题。

　　这种病从娃娃一生下来就能发现，根据畸形的情况和部位不同，分为结构畸形与形态畸形两种。

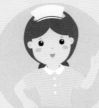

耳郭畸形的发生率：

　　根据最新研究报道，我国小耳畸形的发生率为 0.32‰。

　　日本新生儿统计发生率为 55.2%。

　　中国新生儿（局部）统计发生率为 45%。

　　美国新生儿统计发生率为 25%。

问： 发病率还有点高哦！是啥子原因造成的喃？

答： 有非常多的因素可能造成耳郭畸形。而且根据类型不同，原因也不一样。

结构畸形：

由于胚胎发育异常造成的耳部皮肤及软骨的发育不全，如无耳、小耳畸形等。

形态畸形：

外力作用在正常结构上造成的耳郭形态出现异常，如招风耳、杯状耳等。

耳郭畸形的影响：

总的来说，除非是结构畸形并伴有外耳道闭锁或中耳畸形，可能会影响娃娃的听力。一般情况下，耳郭畸形不会对娃娃的听力有影响。

所以，一般情况下这个病对人的最大影响就是：不美观！

二、耳郭畸形矫正的手术治疗

在耳郭畸形中，由于耳郭软骨发育畸形、缺失，造成了畸形程度比较严重的结构畸形，也就是大家常说的小耳畸形（如下图）。对这类畸形程度严重影响到面部外观的，一般需要手术治疗。

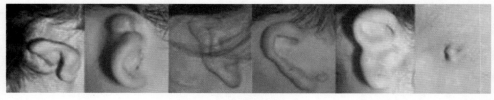

耳郭畸形组图

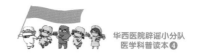

由于耳郭结构畸形情况较为复杂，一般只有通过手术才能矫正，而且只有等到娃娃长到 5 岁以后才能进行手术。

耳郭结构畸形手术需要截取患儿自身的肋软骨，先雕刻出耳软骨支架再植入到耳部，矫形过程见下图。

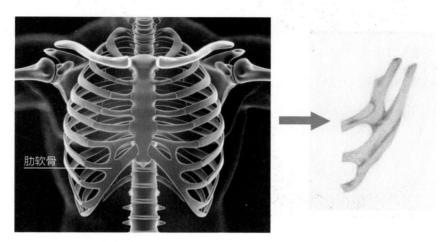

1. 取自身肋软骨（图中红色）　　　　2. 取下的自身肋软骨

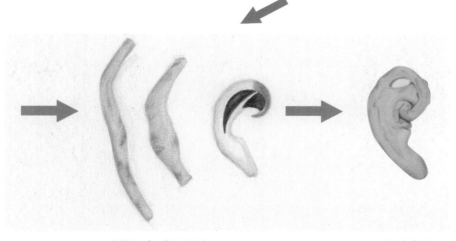

3. 根据耳郭进行雕刻　　　　4. 雕刻成形

■ **招风耳合并耳轮软骨畸形矫正手术:**

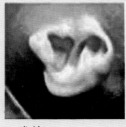 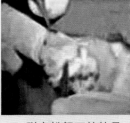 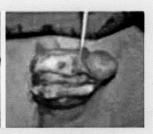

1. 术前　　　　　　　2. 脱套松解耳轮软骨　　　3. 反向折叠缝合软骨

■ **杯状耳合并招风耳矫正手术:**

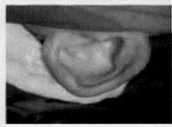

1. 术前　　　　　　　　　　2. 反向折叠软骨

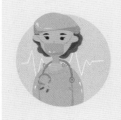看着这些图片都觉得痛是不是?

　　说实话,必须做手术来矫正耳郭畸形的娃娃毕竟是少数。除了结合结构畸形和耳郭缺失以及早期没及时矫正畸形的患儿之外,绝大多数的耳郭畸形,只要家长早重视、早治疗,都不需要动手术!

三、耳郭畸形矫正的非手术治疗

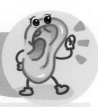

1. 非手术治疗方式

问: 耳郭畸形咋个进行非手术治疗喃?

答: 这个比较简单,就是正确地佩戴矫正器!一般新生儿出生6周内,其母源雌激素和耳郭软骨内的透明质酸水平较高,软骨还没定型,并且

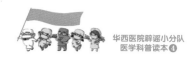

这段时间婴儿生长发育很快，可以通过佩戴耳部固定器，用物理牵引的方式使耳郭向正常形态生长。

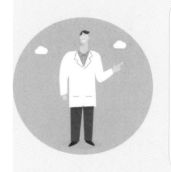

问： 医生，物理牵引还不是拉啊，那我们在家里头拉行不行嘛？

答： 刚生出来的奶娃娃你敢天天拉他耳朵啊？不怕乱拉乱扯把娃娃的耳朵扯豁（拉裂）了啊？应该到正规医院去，通过佩戴耳部固定器进行矫正，并不是乱拉乱扯一通。

2. 非手术矫正的适宜对象

问： 哪些情况可以做非手术矫正？

答： **非手术矫正方式对于大部分耳郭畸形的小孩都是适合的**。比如隐耳、招风耳、部分1度小耳畸形、猿耳、杯状耳、垂耳、环缩耳，甚至多数形态畸形合并两种或两种以上畸形。

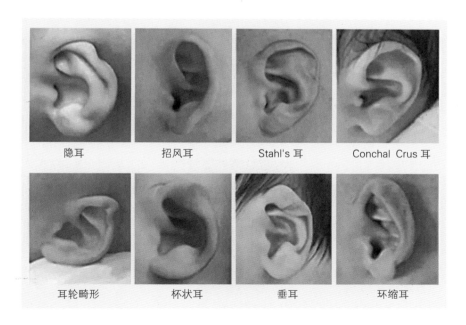

| 隐耳 | 招风耳 | Stahl's 耳 | Conchal Crus 耳 |

| 耳轮畸形 | 杯状耳 | 垂耳 | 环缩耳 |

3. 耳郭畸形矫正的最佳时间

问：医生，那如果娃娃有耳郭畸形，哪个时间矫正最好喃？

答：你这个问题就是我们要说的**重点**了，家长一定要看清楚哦！

新生儿出生 7 天之内，矫正的效果最佳。**成功率可达 95%。**

出生 7 天至 3 个月，也能达到矫正效果。

出生 3 个月至 6 个月，矫正效果减半。

超过 6 个月矫正无效，只能等 5 岁以后通过手术矫正了。

所以，自己的娃娃生出来后，如果观察到耳朵形状有点异常，建议尽早让耳鼻喉专科的医生看看，越早治疗效果就越好，不光节省了费用，更重要的是娃娃不用受动手术的罪啊！

4. 耳部固定器佩戴时间

问：医生，娃娃如果耳郭畸形，耳部固定器需要戴多久喃？

答：越早佩戴耳部固定器，耳朵恢复周期越短！佩戴越晚，恢复越慢，佩戴时间也越长。

如果是新生儿出生 7 天内佩戴耳部固定器，14 天左右就能完成塑形；而满月后的婴幼儿则需要连续佩戴 6 ~ 8 周。

至于好久可以不再戴耳部固定器，只要目测耳郭形态恢复正常，取下耳部固定器 12 小时后没有明显反复，就可以不用戴了！

5. 佩戴耳部固定器的矫正效果

问：医生，可不可以看一下娃娃佩戴耳部固定器的效果咋样？

答：没问题！直接上图——**第一组照片是出生 7 天的宝宝**佩戴耳部固定器矫正前、矫正中、矫正后的情况。**矫正效果相当好！**

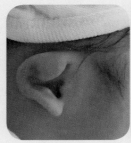
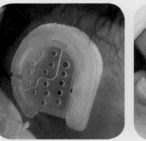
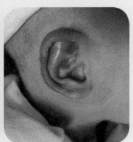

矫正前　　　　　　矫正中　　　　　　　矫正后

畸形类型：垂耳。矫正天数共 8 天。

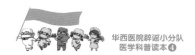

第二组照片是**出生 21 天的宝宝**佩戴耳部固定器在矫正前、矫正中、矫正后的情况和效果。

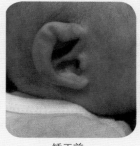 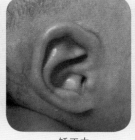 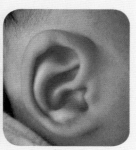

矫正前　　　　　　　　矫正中　　　　　　　　矫正后

畸形类型：环缩耳。矫正天数共 20 天。

第三组照片是**出生 4 个月的宝宝**佩戴耳部固定器在矫正前、矫正中、矫正后的情况和效果。

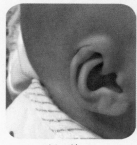 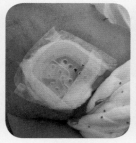 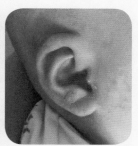

矫正前　　　　　　　　矫正中　　　　　　　　矫正后

畸形类型：隐耳。矫正天数共 15 天。

第四组照片是**出生 5 个月的宝宝**佩戴耳部固定器在矫正前、矫正中、矫正后的情况和效果。效果还不错哦！

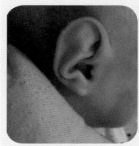 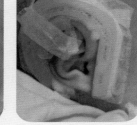 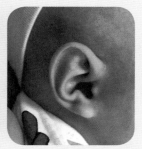

矫正前　　　　　　　　矫正中　　　　　　　　矫正后

畸形类型：猿耳。矫正天数共 50 天。

估计在看这篇科普文章之前，很多当父母的都想不到，娃娃的耳朵不伸展居然还是一种病！但在养娃娃这条道路上，你想不到的又何止这一件事呢？

娃娃近视了不戴眼镜？
华西医院专家说：
你是在拿娃娃的健康
赌明天！

作者／四川大学华西医院 眼科 马可

最近，我在门诊的时候遇到了这样一幕：

医生："你的娃娃近视了哦……要戴眼镜了。"

爸爸："能不能不戴？"

医生："啥子意思？"

爸爸："现在都说要控制娃娃的戴镜率，能不戴眼镜就不戴嘛！看不清楚黑板，就喊老师把座位调到前面……"

医生："……"

不管是为了控制啥子戴镜率，还是为了美观，对于娃娃戴眼镜这件事，有很大一部分家长内心都是拒绝的。一般只要听到医生让娃娃戴眼镜，第一句话都是——"能不能不戴？"甚至还有的家长当面答应了医生要去给娃娃配眼镜，结果转过背就跑去花几大千买啥子近视治疗仪…… 爸爸妈妈们，你们晓不晓得，其实这样是正儿八经害了娃娃啊！

不知道家长们晓不晓得，每年的 6 月 6 日是"全国爱眼日"。但并非只是在"爱眼日"那一天才"爱眼"啊！**爱眼是一个人的一件终身大事！**为了祖国下一代眼睛的健康，作为眼科医生的我就来跟大家说一说，**关于戴眼镜的正确知识！**

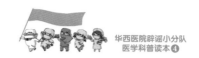

一、为啥子我的娃娃眼睛会近视？

近视的产生跟很多因素相关，虽然目前还病因不明，但**户外活动可以显著降低近视患病率**，这是医学界已经取得的共识。

所以，家长们，要想你的娃娃不患近视，最好的办法就是让他们在户外多活动，同时，注意用眼卫生和习惯。如从小就听家长们在耳朵边上念的：

"写字脑壳要抬起来、背打伸！"
"不要躺倒看书，眼睛要近视！"
"这儿黑黢黢（黑暗无光）的，看书眼睛要遭看坏哦！"

在这里不得不说，在用眼习惯这件事情上，家长的提醒是没有错的！

简单来说就是：

◆ 注意娃娃看书的姿势，注意用眼时的光线，注意长时间用眼后多看远处等。

◆ 另外，对现在这个科技社会里的娃娃来说，电子产品太多了，家庭的使用频率也很高！你想，在这样的环境下，娃娃接触电子产品年龄越来越小，近距离用眼的频率也越来越高，肯定会增加近视的风险！

所以，为了你娃娃的眼睛，少给或者尽量**不给他们耍手机和平板电脑**。

二、怎样确认娃娃的眼睛近视了？

◆ **家长观察**：如果孩子出现看远模糊，看近清楚；喜欢眯眼、频繁眨眼，爱斜眼看东西的时候，家长们就要注意了，孩子有可能是近视了。

◆ **医院确诊**：带娃娃去正规医院的眼科验光，看是否近视以及确定准确的度数。

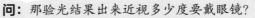

在整个过程中，家长们一定要注意，最最重要的一点就是：一定不能让娃娃害怕戴眼镜！

我们医生遇到过很多个这样的娃娃——由于没有正确的引导，小朋友上课坐后排的时候其实已经看不清楚黑板了，但一直不敢给爸爸妈妈说，耽误了学习，更加深了近视的度数。

所以，家长们、老师们都需要给娃娃讲清楚，眼镜就像我们戴的护腕一样，都是让我们生活得更方便的日用品，所以如果觉得自己视力下降，一定要及时告诉父母和老师。

问： 那验光结果出来近视多少度要戴眼镜？

答： 如果不超过 100 度近视，可以看近的东西的时候不戴，看远的时候戴；如果超过 100 度近视，就需要长期佩戴。

三、 近视后不戴眼镜的危害

近视的发生是眼轴（眼球前后直径）延长的结果。

配戴眼镜是为了对近视进行矫正，配戴正确的眼镜本身是不会导致近视的发生，合适度数的眼镜还能有效防止近视度数的加深。

近视了却不给娃娃配正确度数的眼镜，对娃娃的眼睛伤害是非常大的！你想嘛，本来近视了看东西就是模糊的，娃娃就会更用力地去看，结果就是导致眼轴的增长，使得近视度数加深！并且这样还会给眼睛带来额外负担，可能造成隐斜或者斜视。

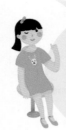

问： 医生，都说戴眼镜娃娃的眼睛要变形，我娃娃眼睛那么好看，变突了就可惜了！

答： 人家眼镜才不背这个锅！

戴镜本身不会让眼球变形。之所以有些近视眼看起来眼球突出，是因为近视的发展会让眼轴越长越长。

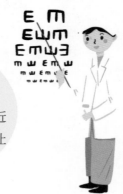

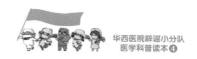

四、近视有没有办法治疗和控制？

先给各位家长讲清楚，目前近视还没有根本的治疗方法，只能通过有限的手段来延缓和控制近视的发展。

● 保护娃娃眼睛，预防和控制近视的方法

◆ 加强锻炼，每周应参加 14 ~ 15 小时的户外活动。

◆ 看书环境的灯光充足但不晃眼、刺眼。

◆ 图书的字号大小要合适；图书纸张的对比度适中。

◆ 看书时眼睛与书距离保持在 30 cm 以上；

姿势端正，每次近距离用眼 20 分钟，应该远眺
20 m 以外的景物 20 秒钟来放松。

◆ 远离手机、平板电脑、电子游戏。

◆ 营养均衡，少吃甜食。

● 角膜塑形镜

角膜塑形镜是目前比较确切的能控制近视发展
的治疗方法，适合于近视发展比较快的、度数在 600 度以下的小朋友，但是必须到正规医院进行验配。配戴后要求小朋友和家长共同精心护理，定期进行复查，避免引起角膜炎等严重的并发症。至于能不能配角膜塑形镜，配哪种型号，都是要正规医院的专业人员说了才算！

千万不要相信那些治疗近视的"歪"方法。所谓按摩、针灸之类的理疗或治疗仪等所谓"可以治好近视"的方法，都是没有用的！

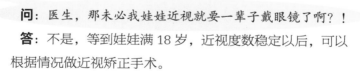

问：医生，那未必我娃娃近视就要一辈子戴眼镜了啊？！

答：不是，等到娃娃满 18 岁，近视度数稳定以后，可以根据情况做近视矫正手术。

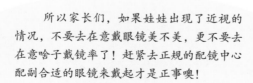

所以家长们，如果娃娃出现了近视的情况，不要去在意戴眼镜美不美，更不要去在意啥子戴镜率了！赶紧去正规的配镜中心配副合适的眼镜来戴起才是正事噢！

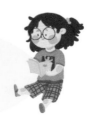

娃娃腿纹不对称就是髋关节发育有问题？
不，80% 都是正常的！

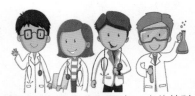

作者 / 四川大学华西医院　小儿外科　唐学阳 杨晓东 冯黎维

前几天，皮西西一个才升级当妈妈半年不到的朋友打电话来说，突然发现娃娃两条腿的纹路不一样，问应该到华西医院看哪个科。

皮西西咨询了之后，才晓得娃娃的这个问题应该去找华西医院的小儿外科！

在这之前，这位妈妈本着有问题先网上查询的原则，把关于"腿纹不对称"的信息查了个遍，没想到出来的结果真的是要吓死个人……

"宝宝的腿纹不一致，是髋关节发育不良引起的，不仅可能是关节脱位的表现，以后长大了还会成长短腿！"

娃娃腿上肉几几的（肉多微凸），腿上纹路不对称未必真的会引起这么严重的后果，是不是因为脂肪分布不均匀或者是娃娃造型没摆好引起的呢？

为了让家长们弄清这个问题，我们小儿外科的医生就来给家长们讲一下，**娃娃的腿纹、臀纹到底和髋关节的发育有好大关系，怎样才能辨别**自己的娃娃**有没有髋关节发育的问题。**

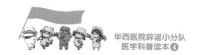

一、关于 腿 纹

一般人说的腿纹、臀纹，在医学上的专业术语称作**双下肢皮纹**，就是指臀部至大腿和小腿之间产生的皮肤皱褶。

年龄越小、越胖的娃娃因为"婴儿肥"，身上的皮肤皱褶就越多，形成的"米其林"线就越多。随着年龄增长，皱褶间的皮下脂肪组织逐渐变少，皱褶会变浅甚至不明显。当然，成年的胖娃娃由于脂肪多，也有这样的"成年人肥"！

二、髋关节 发 育 问题

发育性髋关节问题包括**髋关节的全脱位、半脱位**及**发育不良**。

● 髋关节发育问题产生的原因

髋关节是一个"球窝"关节，尤其娃娃在刚出生到半岁以内是非常软的，在一定的压力或体位，加上关节囊松弛等综合影响下，半球可能会发生变形，甚至会从关节窝跑出来，影响髋关节的正常发育，甚至造成髋关节脱位。

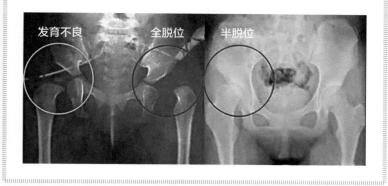

三、腿纹不对称与髋关节发育

腿纹不对称并非髋关节发育就一定有问题。

腿纹不对称，是指娃娃两只腿腿并拢的时候，皱褶数量不一、皱褶深度不一、皱褶高低不一。

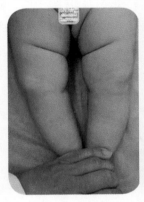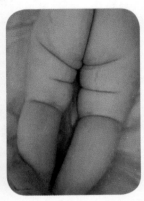

虽然腿纹不对称跟髋关节发育问题有一定关系，但并不是说，娃娃有腿纹不对称的情况出现，髋关节发育就一定出了问题！

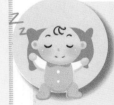

在髋关节发育正常的婴儿中，大部分双下肢皮肤皱褶是对称的，但也有不少是非对称的，包括数量、深度与皮纹间高度的不对称。

有研究统计发现，不对称的双下肢皮纹婴儿中，只有不到20%的婴儿存在髋关节发育不良或脱位，80%是正常髋关节婴儿。

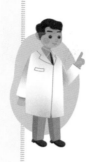

● **总结**

　　腿纹不对称的娃娃中，只有 20% 的可能性是单侧髋关节发育不良或脱位，另外 80% 多半都是正常的；即使娃娃没有存在腿纹不对称，也不能说明他 / 她就肯定没有髋关节发育的问题。

　　家长些，判断自己娃娃有没有髋关节发育的问题，不能只看腿纹对不对称，还有很多其他的症状。

四、娃娃有这些症状多半髋关节发育有问题

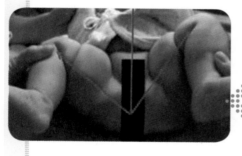

　　让娃娃仰卧，两边臀部都贴着床面，尽量分开双侧膝关节。如果大腿轴线与纵垂线的夹角小于 50°，考虑外展受限，可能合并髋关节脱位。如果小于 40°，那情况可能就更严重哦！

　　◆ 髋关节外展受限。

　　◆ 腿腿的**长度、粗细**不对称。

　　◆ **臀部不对称**，两侧屁股不一样大。

　　◆ 娃娃**两腿蹬踢**的**幅度**不对称。

　　◆ 家长用手分别轻轻抓住娃娃的两腿，感觉两条腿的**肌力**不对称。

　　◆ 娃娃踢动双腿时听见**关节有弹响**。

　　◆ **学会走路**比同龄人**晚较多**，站立或者**走路时有点跛**或像小鸭子一样**摇摇摆摆**，或出现**行走痛**（早发骨性关节炎）。

　　如果有上面这些症状，家长们就该带娃娃去看医生了。

如果同时还存在以下三点高危因素，那就要赶快带娃娃去医院哦！

1. 家族中有发育性髋关节脱位患者。

2. 臀位产婴儿（尤其是女孩）。

3. 家长习惯把婴儿双腿固定于伸直位包裹（见下图）。

也就是说，这样子抱娃娃是要不得的哦！

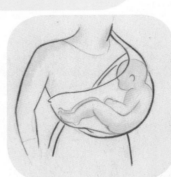

五、确诊、治疗与预防

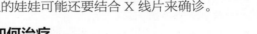

● 如何确诊

比如，半岁以下的娃娃，建议采用彩超检查；半岁以上的娃娃可能还要结合 X 线片来确诊。

● 如何治疗

◆ **6 个月之内：** 6 个月之内是娃娃接受髋关节治疗的最佳时期，不需要开刀动手术，80% ~ 90% 的娃娃通过吊带治疗就能痊愈。

◆ **6 ~ 18 个月：** 需要采用全身麻醉下的闭合或切开复位石膏外固定手术。

◆ **18 个月及以后：** 需要用截骨术来治疗。

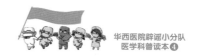

听到"截骨术"这几个字都觉得很痛对不对？不仅内收肌处要做切口，还要开切口截断髂骨和股骨才能矫正。

所以，各位家长，早发现早治疗，不要错过了治疗娃娃髋关节的最佳时期，免得受手术之苦。

● 如何预防

有没有好的办法来预防娃娃髋关节发育出现问题呢？

可以这样说：先天的髋关节发育问题是没有办法预防的，但后天出现的髋关节发育问题是可以预防的。

①**宝宝出生后，需尽量避免"并腿"。**"给娃娃绑腿"，这是目前唯一确认了与娃娃髋关节脱位密切相关的一种不良带娃方式！

有些家长认为，娃娃生出来是弯脚杆，硬要在他／她的小腿腿上绑几根带带把脚强行并在一起，以为这样做了娃娃长大后腿才又直又长，其实这个做法是害了娃娃！

给你们说句掏心话，**每个娃娃生出来都是弯脚杆**，而且是像小青蛙那样的弯脚杆，这种弯脚杆对于刚生出来的娃娃是正常的哦！随着年龄增长，弯脚杆自然会慢慢地长伸展。那些估倒（强迫）去给新生儿绑腿的家长，不仅腿绑不伸展，反而会引起娃娃髋关节发育不良甚至脱位哦！

②**避免不正确的抱、背、坐。**娃娃出生后的前 6 个月，要尽可能采取下页**右边图片中正确的姿势抱娃娃**，让娃娃的腿腿像小青蛙的腿那样弯起！这样会让宝宝的髋关节处于外展位置，避免不良发育；而下页**左边的图片中抱娃娃的姿势都是错误的**。如果你们"中招"了的话，一定要赶紧改过来哦！

噢！还有，给娃娃买尿不湿也要尽量挑宽一点的！

错误　　　　正确

错误　　　　正确

错误　　　　正确

错误　　　　正确